# Atlas *de* OCT em Retina

# ATLAS *de* OCT EM RETINA

**Darin R. Goldman MD**
Partner, Retina Group of Florida
Affiliate Associate Professor
Charles E. Schmidt College of Medicine
Florida Atlantic University
Boca Raton, FL, USA

**Nadia K. Waheed MD, MPH**
Assistant Professor of Ophthalmology
New England Eye Center
Tufts Medical Center
Tufts University School of Medicine
Boston, MA, USA

**Jay S. Duker MD**
Director, New England Eye Center
Professor and Chairman
Department of Ophthalmology
Tufts Medical Center
Tufts University School of Medicine
Boston, MA, USA

Para conteúdo adicional acesse:
**Expertconsult**

Edinburgh   London   New York   Oxford   Philadelphia   St Louis   Sydney   Toronto

# ELSEVIER

© 2019 Elsevier Editora Ltda.

Todos os direitos reservados e protegidos pela Lei 9.610 de 19/02/1998.
Nenhuma parte deste livro, sem autorização prévia por escrito da editora, poderá ser reproduzida ou transmitida sejam quais forem os meios empregados: eletrônicos, mecânicos, fotográficos, gravação ou quaisquer outros.

ISBN: 978-85-352-9198-8
ISBN versão eletrônica: 978-85-352-9199-5

ATLAS OF RETINAL OCT
Copyright © 2018 Elsevier Inc. All rights reserved.

This translation of Atlas Of Retinal OCT, by Darin R. Goldman, Nadia K. Waheed and Jay S. Duker was undertaken by Elsevier Editora Ltda. and is published by arrangement with Elsevier Inc.

Esta tradução de Atlas Of Retinal OCT, de Darin R. Goldman, Nadia K. Waheed e Jay S. Duker foi produzida por Elsevier Editora Ltda. e publicada em conjunto com Elsevier Inc.
ISBN: 978-0-323-46121-4

**Capa**
Monika Mayer e Luciana Mello

**Editoração Eletrônica**
Thomson Digital

**Elsevier Editora Ltda.**
**Conhecimento sem Fronteiras**

Rua da Assembleia, n° 100 – 6° andar – Sala 601
20011-904 – Centro – Rio de Janeiro – RJ

Av. Nações Unidas, n° 12995 – 10° andar
04571-170 – Brooklin – São Paulo – SP

Serviço de Atendimento ao Cliente
0800 026 53 40
atendimento1@elsevier.com

Consulte nosso catálogo completo, os últimos lançamentos e os serviços exclusivos no site www.elsevier.com.br

---

NOTA
Esta tradução foi produzida por Elsevier Brasil Ltda. sob sua exclusiva responsabilidade. Médicos e pesquisadores devem sempre fundamentar-se em sua experiência e no próprio conhecimento para avaliar e empregar quaisquer informações, métodos, substâncias ou experimentos descritos nesta publicação. Devido ao rápido avanço nas ciências médicas, particularmente, os diagnósticos e a posologia de medicamentos precisam ser verificados de maneira independente. Para todos os efeitos legais, a Editora, os autores, os editores ou colaboradores relacionados a esta tradução não assumem responsabilidade por qualquer dano/ou prejuízo causado a pessoas ou propriedades envolvendo responsabilidade pelo produto, negligência ou outros, ou advindos de qualquer uso ou aplicação de quaisquer métodos, produtos, instruções ou ideias contidos no conteúdo aqui publicado.

---

**CIP-BRASIL. CATALOGAÇÃO NA PUBLICAÇÃO**
**SINDICATO NACIONAL DOS EDITORES DE LIVROS, RJ**

G572a

Goldman, Darin R.
    Atlas de OCT em retina / Darin R. Goldman ; tradução Gabriel Costa de Andrade. - 1. ed. - Rio de Janeiro : Elsevier, 2019.
    ; 27 cm.

    Tradução de: Atlas of retinal OCT
    Inclui bibliografia e índice
    ISBN 978-85-352-9198-8

    1. Tomografia de coerência óptica. 2. Retina - Tomografia. 3. Retina - Doenças - Diagnóstico. I. Andrade, Gabriel Costa de. II. Título.

19-54566
    CDD: 617.7350757
    CDU: 617.735-073

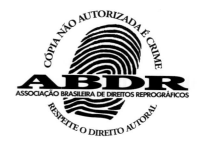

# Tradução e Revisão Científica

**Gabriel Costa de Andrade**
Especialista em Retina Clínica e Cirúrgica da Retina Clinic, São Paulo
Vice-chefe do Setor de Uveítes do Departamento de Oftalmologia e Ciências Visuais da Escola Paulista de Medicina da Universidade Federal de São Paulo
Pós-graduando do Setor de Retina e Vítreo do Departamento de Oftalmologia e Ciências Visuais da Escola Paulista de Medicin a da Universidade Federal de São Paulo
Médico do Instituto da Visão (IPEPO, São Paulo)

# Sumário

### PARTE 1: TOMOGRAFIA DE COERÊNCIA ÓPTICA NORMAL

Seção 1: **Nervo Óptico Normal** .......................................... 1
  *Capítulo 1.1: Nervo Óptico Normal* ...................... 1
Seção 2: **Retina Normal** ..................................................... 4
  *Capítulo 2.1: OCT de Domínio do Tempo* ............. 4
  *Capítulo 2.2: OCT de Domínio Espectral* .............. 5
  *Capítulo 2.3: OCT de Swept-Source* ..................... 6
Seção 3: **Coroide Normal** .................................................. 7
  *Capítulo 3.1: Coroide Normal* ............................... 7
Seção 4: **Vítreo Normal** ..................................................... 9
  *Capítulo 4.1: Vítreo Normal* .................................. 9
Seção 5: **OCT: Artefatos e Erros** ...................................... 10
  *Capítulo 5.1: OCT: Artefatos e Erros* .................. 10
  *Capítulo 5.2: Artefatos na Angiografia por OCT* ... 13

### PARTE 2: DOENÇAS MACULARES ISOLADAS

Seção 6: **Degeneração Macular Relacionada à Idade** ... 16
  *Capítulo 6.1.1: Drusas* ........................................ 16
  *Capítulo 6.1.2: Atrofia Geográfica* ...................... 24
  *Capítulo 6.1.3: Descolamento Isolado do Epitélio Pigmentado* ............................. 28
  *Capítulo 6.2.1: Neovascularização de Coroide do Tipo 1* ........................................................... 30
  *Capítulo 6.2.2: Neovascularização de Coroide do Tipo 2* ........................................................... 32
  *Capítulo 6.2.3: Neovascularização de Coroide do Tipo 3* ........................................................... 34
  *Capítulo 6.2.4: Hemorragia Sub-retiniana* ........... 35
  *Capítulo 6.2.5: Cicatriz Disciforme* ..................... 36
  *Capítulo 6.2.6: Ruptura do Epitélio Pigmentado da Retina* ............................. 37
  *Capítulo 6.2.7: Vasculopatia Polipoidal da Coroide* ................................................... 38
Seção 7: **Alterações na Interface Vitreomacular** ............ 40
  *Capítulo 7.1: Aderência Vitreomacular* ............... 40
  *Capítulo 7.2: Tração Vitreomacular* .................... 42
  *Capítulo 7.3: Buraco Macular de Espessura Total* .. 47
  *Capítulo 7.4: Buraco Macular Lamelar* ............... 50
  *Capítulo 7.5: Membrana Epirretiniana* ................ 52
Seção 8: **Coriorretinopatia Serosa Central** .................... 55
  *Capítulo 8.1: Coriorretinopatia Serosa Central* ... 55
Seção 9: **Maculopatias Miópicas Degenerativas** ........... 59
  *Capítulo 9.1: Membrana Neovascular Coroidiana Miópica* ............................. 59
  *Capítulo 9.2: Esquise Macular Miópica* .............. 62
  *Capítulo 9.3: Mácula em Forma de Cúpula* ........ 64
  *Capítulo 9.4: Estafiloma Posterior* ...................... 66

Seção 10: **Toxicidade por Hidroxicloroquina** .................... 68
  *Capítulo 10.1: Toxicidade por Hidroxicloroquina* ... 68
Seção 11: **Distrofia Macular Viteliforme** ........................... 72
  *Capítulo 11.1: Distrofia Viteliforme* ..................... 72
Seção 12: **Telangiectasia Macular** ..................................... 73
  *Capítulo 12.1: Telangiectasia Macular* ................ 73
Seção 13: **Edema Macular Cistoide Isolado** ..................... 76
  *Capítulo 13.1: Edema Macular Cistoide Isolado* ... 76
Seção 14: **Outras Alterações Maculares** .......................... 78
  *Capítulo 14.1: Estrias Angioides* ......................... 78
  *Capítulo 14.2: Retinosquise Juvenil Ligada ao Cromossomo X* ............................. 79
  *Capítulo 14.3: Albinismo Oculocutâneo* .............. 80
  *Capítulo 14.4: Perfluorocarbono Sub-retiniano* .... 82

### PARTE 3: TRANSTORNOS VASO-OCLUSIVOS

Seção 15: **Retinopatia Diabética** ........................................ 84
  *Capítulo 15.1: Edema Macular Diabético* ............ 84
  *Capítulo 15.2: Retinopatia Diabética não Proliferativa* ............................................. 86
  *Capítulo 15.3: Retinopatia Diabética Proliferativa* ............................................. 88
Seção 16: **Doença Oclusiva Venosa Retiniana** ................ 90
  *Capítulo 16.1: Oclusão do Ramo da Veia Central da Retina* ............................. 90
  *Capítulo 16.2: Oclusão da Veia Central da Retina* ............................................. 92
Seção 17: **Doença Oclusiva Arterial Retiniana** ................ 96
  *Capítulo 17.1: Oclusão do Ramo da Artéria Central da Retina* ............................. 96
  *Capítulo 17.2: Oclusão da Artéria Central da Retina* ............................................. 98

### PARTE 4: UVEÍTES E DOENÇAS INFLAMATÓRIAS

Seção 18: **Uveítes não infecciosas** ................................. 100
  *Capítulo 18.1.1: Retinocoroidopatia de Birdshot* ............................................... 100
  *Capítulo 18.1.2: Epiteliopatia Pigmentar Placoide Multifocal Posterior Aguda* .............. 103
  *Capítulo 18.1.3: Síndrome dos Múltiplos Pontos Brancos Evanescentes* ...................... 107
  *Capítulo 18.1.4: Coroidite Serpiginosa* .............. 109
  *Capítulo 18.1.5: Coroidite Multifocal e Panuveíte e Coroidopatia Puntata Interna* .. 111
  *Capítulo 18.2: Doença de Vogt-Koyanagi-Harada* ............................................. 114
  *Capítulo 18.3: Oftalmia Simpática* ..................... 116

Seção 19: Uveítes Infecciosas..................................................119
    *Capítulo 19.1: Coriorretinite por Toxoplasmose............................................ 119*
    *Capítulo 19.2: Coriorretinite Placoide Posterior Sifilítica Aguda............................. 121*
    *Capítulo 19.3: Tuberculose ............................. 124*
    *Capítulo 19.4: Esclerite Posterior..................... 127*
    *Capítulo 19.5: Coriorretinite por Cândida.......... 129*
    *Capítulo 19.6: Síndrome da Necrose Aguda da Retina......................................................... 132*

### PARTE 5: TUMORES DA RETINA E COROIDE

Seção 20: Tumores de Coroide .......................................134
    *Capítulo 20.1: Nevus de Coroide...................... 134*
    *Capítulo 20.2: Melanoma de Coroide............... 135*
    *Capítulo 20.3: Hemangioma Solitário da Coroide .................................................... 136*

Seção 21: Tumores de Retina..........................................137
    *Capítulo 21.1: Hemangioma Capilar da Retina ....................................................... 137*

Seção 22: Hamartoma Simples do EPR.............................138
    *Capítulo 22.1: Hamartoma Simples do EPR..... 138*
    *Capítulo 22.2: Hamartoma Combinado da Retina e EPR.......................................... 139*

Seção 23: Tumores Coroidianos Metastáticos...............140
    *Capítulo 23.1: Metástases Coroidianas ............ 140*

### PARTE 6: TRAUMA

Seção 24: Trauma Mecânico ...........................................142
    *Capítulo 24.1: Retinopatia de Valsalva.............. 142*

Seção 25: Maculopatia Fótica .........................................145
    *Capítulo 25.1: Maculopatia por Laser............... 145*
    *Capítulo 25.2: Maculopatia Solar...................... 146*

### PARTE 7: DEGENERAÇÕES RETINIANAS HEREDITÁRIAS

Seção 26: Distrofias Retinianas......................................148
    *Capítulo 26.1: Retinite Pigmentosa................... 148*
    *Capítulo 26.2: Doença de Stargardt ................. 149*
    *Capítulo 26.3: Doença de Best......................... 152*
    *Capítulo 26.4: Distrofia de Cones..................... 154*
    *Capítulo 26.5: Malattia Leventinese (Distrofia Retiniana em Favo de Mel de Doyne)............ 155*
    *Capítulo 26.6: Distrofia Coroidiana Areolar Central............................................... 157*

### PARTE 8: DOENÇAS DO VÍTREO

Seção 27: Descolamento do Vítreo Posterior.................159
    *Capítulo 27.1: Etapas do Descolamento do Vítreo Posterior.......................................... 159*

Seção 28: Hialose Asteroide............................................162
    *Capítulo 28.1: Hialose Asteroide....................... 162*

Seção 29: Hemorragia Vítrea ..........................................164
    *Capítulo 29.1: Hemorragia Vítrea...................... 164*

Seção 30: Inflamação Vítrea ...........................................166
    *Capítulo 30.1: Inflamação Vítrea ...................... 166*

### PARTE 9: ALTERAÇÕES RETINIANAS DIVERSAS

Seção 31: Anormalidades Retinianas Periféricas...........170
    *Capítulo 31.1: Descolamento de Retina Tracional......................................................... 170*
    *Capítulo 31.2: Descolamento de Retina Regmatogênico .............................................. 174*
    *Capítulo 31.3: Retinosquise .............................. 180*
    *Capítulo 31.4: Degeneração em Lattice............ 183*
    *Capítulo 31.5: Persistência de Fibras de Mielina...................................................... 186*

# Prefácio à Edição Brasileira

A tomografia de coerência óptica (OCT) continua a ocupar um papel cada vez maior na comunidade oftalmológica. A OCT está amplamente disponível e constitui uma parte necessária da avaliação oftalmológica abrangente, particularmente no que se refere à retina. Embora ainda seja uma tecnologia relativamente jovem que continua a evoluir, a OCT tornou-se amplamente aceita. Essa aceitação se deve à sua natureza não invasiva, à facilidade de aquisição de imagens e à riqueza de informações que ela oferece. A quantidade de informação transmitida dentro de uma varredura típica da OCT é imensa, o que pode ser assustador tanto para o clínico iniciante quanto para o experiente.

O *Atlas de OCT em RETINA* surgiu do sucesso do *Manual de OCT em Retina*. O Atlas expande as imagens e o material do manual, mantendo um layout semelhante e consistente que será familiar ao leitor. Este atlas foi criado para servir como um complemento ao texto original, embora o atlas certamente possa, sozinho, ser uma referência independente. Procuramos incluir uma série de condições da retina com foco naquelas mais aplicáveis à prática clínica diária. No entanto, uma ampla gama de patologias é incluída para também ilustrar achados exclusivos ou menos comuns da OCT. Cada condição é ilustrada com diversas imagens de OCT de alta qualidade para destacar a patologia da doença e auxiliar sua identificação. Modalidades de imagem adicionais, tais como retinografias e angiografias fluoresceínicas, são incluídas, quando apropriado, para complementar as imagens de OCT.

O *Atlas de OCT em Retina* fornece ao leitor ajuda visual de alta qualidade e fácil acompanhamento para incorporar os exames de OCT na avaliação e no cuidado de seus pacientes. O atlas é projetado para tornar a OCT mais compreensível para o oftalmologista iniciante ou especialista. Esperamos que o leitor o considere como um complemento útil e prático ao seu arsenal de referência cotidiana.

# Lista de Colaboradores

**A YASIN ALIBHAI, MD**
OCT Research fellow, Ophthalmology, New England Eye Center, Tufts Medical Center, Boston, Massachusetts, Estados Unidos

**CAROLINE R. BAUMAL, MD**
New England Eye Center, Tufts Medical Center, Boston, Massachusetts, Estados Unidos

**SHILPA DESAI, MD, FRCP**
Assistant Professor, Ophthalmology, New England Eye Center/Tufts University Medical Center, Boston, MA, Estados Unidos

**IVANA N. DESPOTOVIC, MD**
New England Eye Center, Tufts University School of Medicine, Boston, MA, Estados Unidos

**JAY S. DUKER, MD**
Director, New England Eye Center, Professor and Chairman, Department of Ophthalmology, Tufts Medical Center, Tufts University School of Medicine, Boston, MA, Estados Unidos

**DANIELA FERRARA, MD, PhD**
Assistant Professor of Ophthalmology, Tufts University School of Medicine, Boston, MA, Estados Unidos

**DARIN R. GOLDMAN, MD**
Partner, Retina Group of Florida, Affiliate Associate Professor, Charles E. Schmidt College of Medicine, Florida Atlantic University, Boca Raton, FL, Estados Unidos

**NORA MUAKKASSA, MD**
Assistant Professor, Opthalmology, Tufts University School of Medicine, Boston, MA, Estados Unidos

**CARLOS A. MOREIRA NETO, MD, PhD**
New England Eye Center, Tufts Medical Center, Hospital de Olhos do Paraná, Curitiba, Brasil

**EDUARDO A. NOVAIS, MD**
Department of Ophthalmology, Federal University of São Paulo, School of Medicine, São Paulo, Brasil

**CARL REBHUN, BA**
New England Eye Center, Tufts Medical Center, Tufts University School of Medicine, Boston, Estados Unidos

**LUIZ ROISMAN, MD**
Department of Ophthalmology, Federal University of São Paulo, School of Medicine, São Paulo, Brasil

**EDUARDO UCHIYAMA, MD**
Retina Group of Florida, Boca Raton, FL, Estados Unidos

**NADIA K. WAHEED, MD, MPH**
Assistant Professor of Ophthalmology, New England Eye Center, Tufts Medical Center, Tufts University School of Medicine, Boston, MA, Estados Unidos

# Agradecimentos

Um projeto como este requer contribuições de muitos grupos e indivíduos diferentes para obter sucesso. Em primeiro lugar, as imagens usadas neste atlas não seriam possíveis sem nossos muitos pacientes. Somos muito gratos a esses indivíduos que confiam seus cuidados diariamente em nossas mãos. Além disso, contamos com os talentosos fotógrafos e às equipes técnicas do New England Eye Center na Tufts Medical Center e do Retina Group of Florida para obter a maioria das imagens de OCT incluídas. Sua expertise se reflete no volume de imagens de alta qualidade disponíveis para inclusão neste projeto. Gostaríamos também de agradecer aos muitos coautores que contribuíram para vários capítulos em todo o atlas. Além disso, agradecemos aos nossos companheiros, cujo arquivo de casos e imagens interessantes foram inestimáveis para este projeto. Especificamente, gostaríamos de agradecer ao Dr. Chris Or, que forneceu feedback inestimável nos capítulos finais. Por fim, o profissionalismo e a competência da equipe da Elsevier são inigualáveis. Queremos agradecer a toda a equipe da Elsevier, que foi fundamental para a conclusão deste projeto, em particular, Russell Gabbedy, Humayra Rahman Khan, Joshua Mearns e Andrew Riley.

## Dedicatória

À memória da minha querida irmã Candice, cujo amor, força e determinação vivem em tudo o que ela tocou. E à minha filha, Rona, que acrescentou alegria incomensurável às nossas vidas.

**D.R.G.**

Para Jujie, Memsie e Ammi, sem as quais nada disso teria sido possível.

**N.K.W.**

Aos meus colegas do New England Eye Center, que me ajudaram a trazer inovação para os cuidados com os olhos por mais de três décadas.

**J.S.D.**

# Nervo Óptico Normal 1.1

Carlos A. Moreira Neto | Carl Rebhun

Os dispositivos de OCT de domínio espectral (SD-OCT) têm dois padrões de varredura para analisar a cabeça do nervo óptico (ONH, do inglês *optic nerve head*): varreduras de volume e varreduras de linha.

## Varreduras de Volume

As varreduras de volume adquirem um conjunto volumétrico de dados, centrados na ONH. Ele delineia a margem do disco óptico e o contorno da superfície do disco óptico e é segmentado para obter os limites da fibra nervosa da retina. Cada dispositivo possui seu próprio protocolo de varredura. O Cirrus HD-OCT identifica o centro do disco óptico, cria um círculo de 3,46 mm nesse local e calcula a espessura da camada de fibras nervosas da retina (RNFL, do inglês *retinal nerve fiber layer*). O aparelho Heidelberg Spectralis cria um volume cilíndrico com um diâmetro de 3,4 mm através e ao redor do ONH (Duker, Waheed & Goldman 2014). O protocolo da Optovue RTVue para a ONH consiste em um padrão de grade com varreduras circulares e radiais que adquire um volume de 4 × 4 mm ao redor do nervo óptico. Como máquinas diferentes usam círculos de diferentes diâmetros ao redor do centro da ONH, a medição de RNFL entre máquinas não é comparável (Duker et al., 2014).

## Espessura da Camada de Fibras Nervosas da Retina (RNFL)

Os dispositivos de OCT calculam a espessura da RNFL como a distância entre a membrana limitante interna e o aspecto externo da RNFL (Fig. 1).

## Complexo de Células Ganglionares

O complexo de células ganglionares (GCC, do inglês *ganglion cell complex*) consiste na espessura de três camadas retinianas internas: a camada de fibras nervosas, a camada de células ganglionares e a camada plexiforme interna. A varredura é centralizada na fóvea, e o software apresenta os resultados como um mapa codificado por cores, comparando com um banco de dados normativo (Fig. 2).

## Morfologia do Nervo Óptico

Os dispositivos SD-OCT também calculam as medições de diâmetro, área, escavação e borda do nervo óptico (Fig. 1). Cada medição varia de acordo com a idade (Cavallotti et al., 2002) e etnia (Girkin, 2008). Segundo Budenz et al. (2007), a espessura média da RNFL em uma população normal é de 100,1 µm. As medições mais finas de RNFL foram associadas à idade avançada. Os caucasianos tinham espessura da RNFL ligeiramente menor que os hispânicos ou asiáticos. Pessoas com áreas de disco óptico menores também têm espessura de RNFL mais fina.

## Varredura de Linha

Com o objetivo de conseguir uma visualização de resolução mais alta da estrutura e das anomalias anatômicas na ONH, os *scans* lineares fornecem uma única ou uma série de varreduras B de alta resolução semelhantes às varreduras obtidas na mácula (Fig. 3).

A angiografia por OCT (OCTA) (Fig. 4) permitiu uma maior compreensão da vascularização do disco óptico e da densidade do vaso peripapilar. Esse dado fornece informações sobre o papel desse leito vascular no funcionamento da RNFL.

### REFERÊNCIAS

Budenz DL, Anderson DR, Varma R, et al. Determinants of normal retinal nerve fiber layer thickness measured by Stratus OCT. *Ophthalmology*. 2007;114(6):1046-1052.

Cavallotti C, Pacella E, Pescosolido N, et al. Age-related changes in the human optic nerve. *Can J Ophthalmol*. 2002;37(7):389-394.

Duker JS, Waheed NK, Goldman DR. *Scanning Principles. Handbook of Retinal OCT*. St Louis: Elsevier; 2014.

Girkin CA. Differences in optic nerve structure between individuals of predominantly African and European ancestry: Implications for disease detection and pathogenesis. *Clin Ophthalmol*. 2008;2(1):65-69.

# ONH and RNFL OU Analysis: Optic Disc Cube 200×200    OD ●   ○ OS

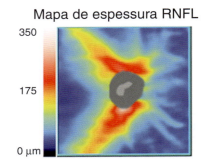

Mapa de espessura RNFL

| | OD | OS |
|---|---|---|
| Average RNFL Thickness | 102 µm | X |
| RNFL Symmetry | X | |
| Rim Area | 1.88 mm² | X |
| Disc Area | 2.17 mm² | X |
| Average C/D Ratio | 0.36 | X |
| Vertical C/D Ratio | 0.32 | X |
| Cup Volume | 0.009 mm³ | X |

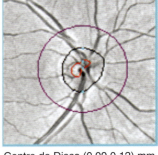

Mapa de desvio RNFL

Centro do Disco (0.09, 0.12) mm

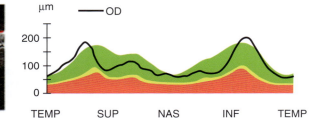

Neuroretinal Rim Thickness

RNFL Thickness

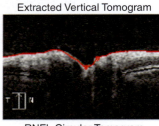

Extracted Horizontal Tomogram

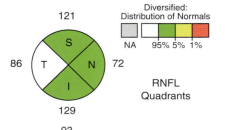

Diversified: Distribution of Normals
NA   95%   5%   1%

RNFL Quadrants

RNFL Clock Hours

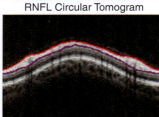

Extracted Vertical Tomogram

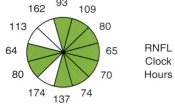

RNFL Circular Tomogram

**FIG. 1**. Medidas normais da RNFL peripapilar, da espessura da borda neurorretiniana e da área do disco utilizando SD-OCT.

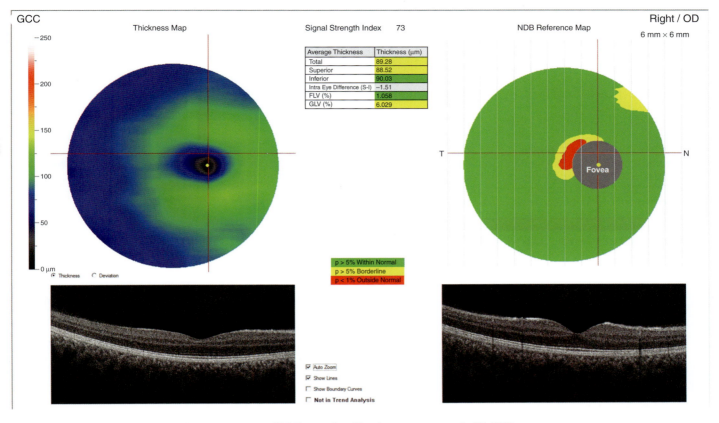

**FIG. 2.** Espessura do complexo de células ganglionares (GCC) normal codificado por cores usando SD-OCT.

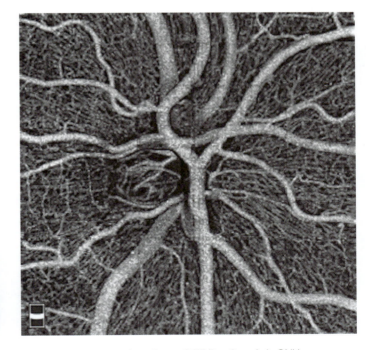

**FIG. 3.** Varredura de linha do ONH.

**FIG. 4.** Imagem de angiografia por OCT (3 × 3 mm) da ONH.

# OCT de Domínio do Tempo

Carlos A. Moreira Neto | Carl Rebhun

## 2.1

A primeira imagem de OCT, publicada por Huang et al. (1991), foi capturada usando um dispositivo que identificou ecos de luz usando detecção de domínio do tempo. No domínio do tempo OCT (SD-OCT), o braço de referência, com um espelho fisicamente móvel, e um braço de amostra sofrem interferência, que é usada para gerar um A-scan. Múltiplas varreduras A obtidas por meio de *scans* lineares são combinadas para gerar uma varredura B transversal (Duker et al., 2014).

**REFERÊNCIAS**

Huang D, Swanson EA, Lin CP, et al. Optical coherence tomography. *Science*. 1991;254(5035):1178-1181.

Duker JS, Waheed NK, Goldman DR. Scanning principles. In: Handbook of Retinal OCT. St Louis: Elsevier; 2014.

# OCT de Domínio Espectral

## 2.2

Carlos A. Moreira Neto | Carl Rebhun

## Resumo

Na OCT de domínio espectral (SD-OCT), um padrão de interferência espectral entre o feixe de referência e o feixe de amostra é obtido simultaneamente por um espectrômetro e um detector de matriz. Diferentemente da OCT de domínio de tempo TD-OCT, a SD-OCT não requer um espelho de referência em movimento físico, em vez disso, usa informações de frequência para produzir padrões de interferência. Isso permite aquisição muito mais rápida e imagens de maior qualidade do que aquelas com TD-OCT.

A alta resolução fornecida pela SD-OCT permite a visualização da anatomia microscópica da retina (Fig. 1) com mais detalhes do que com a TD-OCT.

Como o epitélio pigmentar da retina (EPR) é altamente hiper-refletivo com a imagem da OCT, a penetração da luz é limitada, diminuindo a resolução da coroide (Schuman, Fujimoto & Duker 2013 Schuman et al., 2013). A espessura foveal central média normal é de aproximadamente 225 ± 17 μm, medida pela SD-OCT, embora isso varie conforme idade e *status* da retina.

### REFERÊNCIA

Schuman J, Fujimoto J, Duker J. *Optical Coherence Tomography of Ocular Diseases*. 3rd ed. Thorofare NJ: Slack Inc; 2013.

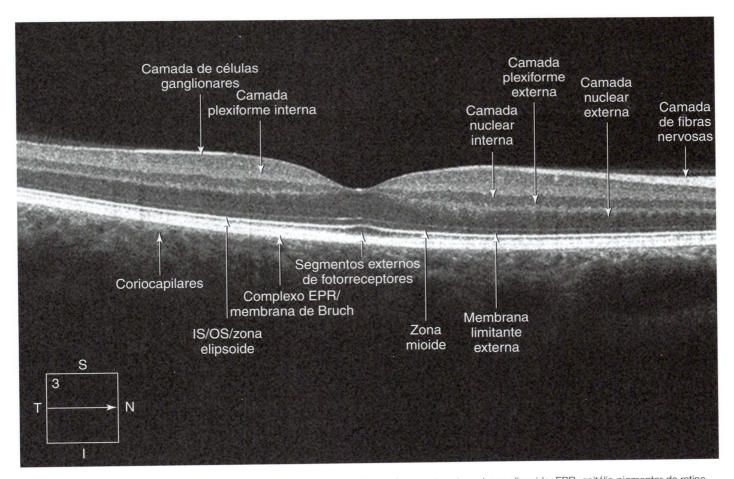

**FIG. 1.** Imagem da mácula normal usando SD-OCT. IS/OS/EZ, segmento interno/segmento externo/zona elipsoide; EPR, epitélio pigmentar da retina.

# OCT de *Swept-Source* | 2.3
Carlos A. Moreira Neto | Carl Rebhun

## Resumo

A OCT de *Swept-Source* é uma tecnologia modificada de domínio de Fourier com resolução de profundidade modificada que oferece vantagens potenciais em relação à SD-OCT, incluindo redução da sensibilidade com profundidade de imagem, maior eficiência de detecção, melhor alcance de imagem e melhor penetração da coroide (Fig. 1). Na SS-OCT, uma fonte de luz de banda estreita é rapidamente varrida por meio de uma ampla gama de frequências. O padrão de interferência é detectado em um único ou pequeno número de receptores em função do tempo.

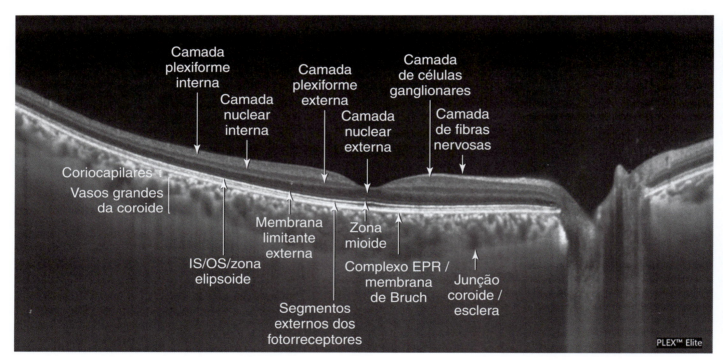

**FIG. 1**. Imagem da retina normal usando a SS-OCT. EZ, zona elipsoide; IS, segmentos internos; OS, segmentos externos; EPR, epitélio pigmentar da retina.

# Coroide Normal 3.1

Carlos A. Moreira Neto | Carl Rebhun

## Resumo

A imagem de profundidade aprimorada (EDI, do inglês *enhanced depth imaging*) em dispositivos de OCT, disponíveis comercialmente, permite imagens de maior qualidade da coroide (Fig. 1). O modo EDI move a linha de atraso zero da SD-OCT para mais perto da coroide, permitindo uma melhor visualização das estruturas coroidais e uma medição mais precisa da espessura da coroide do que os protocolos padrão de varredura da OCT. Isso é útil para doenças como a coriorretinopatia serosa central, em que a interface coroide-esclera pode ser difícil de visualizar. Estudos da espessura da coroide em sujeitos normais e aqueles com processos patológicos mostraram uma grande variação nas medições (Fujiwara et al., 2012; Margolis & Spaide, 2009).

A coroide é dividida em três camadas, os coriocapilares ou vasos sanguíneos menores, a camada de Sattler e a camada de Haller, ou de vasos sanguíneos maiores (Fig. 2).

**REFERÊNCIAS**

Margolis R, Spaide RF. A pilot study of enhanced depth imaging optical coherence tomography of the choroid in normal eyes. *Am J Ophthalmol*. 2009;147(5):811-815.

Fujiwara A, Shiragami C, Shirakata Y, et al. Enhanced depth imaging spectral-domain optical coherence tomography of subfoveal choroidal thickness in normal Japanese eyes. *Jpn J Ophthalmol*. 2012;56(3):230-235.

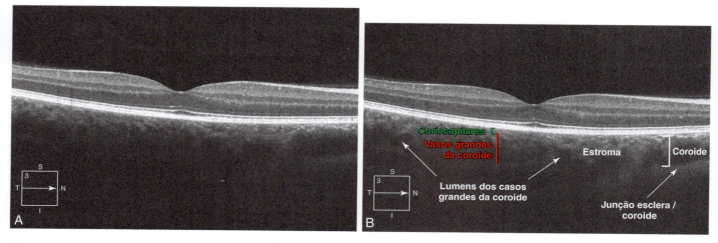

**FIG. 1.** Imagem de OCT corioretiniana não usando EDI (**A**) e usando EDI (**B**).

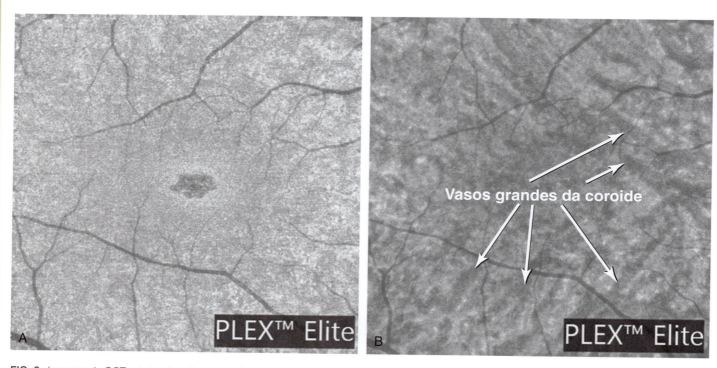

**FIG. 2.** Imagens da OCT estrutural *en face* da coriocapilar (**A**) e das camadas de Haller/Sattler (**B**).

## Vítreo Normal | 4.1
Nadia K. Waheed

## Resumo

Até recentemente, a anatomia do vítreo não podia ser visualizada *in vivo*. Com o uso da OCT, uma melhor visão e compreensão da estrutura vítrea tornou-se possível. Juntamente com a estrutura normal, processos vítreos anormais como a tração vitreomacular foram revelados (Duker et al., 2013). Imagens dinâmicas, bem como técnicas de imagens vítreas aprimoradas, presentes na maioria dos dispositivos de OCT disponíveis comercialmente, permitem a visualização dos espaços cheios de fluido, bem como da estrutura celular e colágena do vítreo. As características secundárias dos detritos vítreos são também frequentemente identificáveis na SD-OCT (Fig. 1).

## Principais Achados na OCT

Na OCT de uma retina normal, as seguintes estruturas vítreas podem ser observadas:
- Vítreo cortical posterior (hialoide posterior) (Fig. 2).
- Espaço retro-hialoidal: criado após o descolamento de vítreo posterior (Fig. 2).
- Bursa pré-macular: espaço líquido sobre a mácula, causado por liquefação do vítreo (Fig. 3).

**REFERÊNCIA**
Duker JS, Kaiser PK, Binder S, et al. The International Vitreomacular Traction Study Group classification of vitreomacular adhesion, traction, and macular hole. *Ophthalmology*. 2013;120(12):2611-2619.

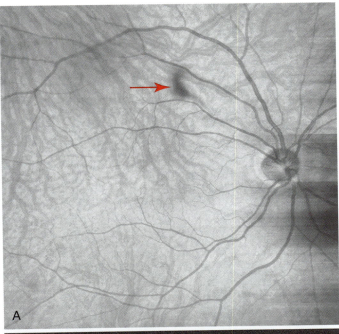
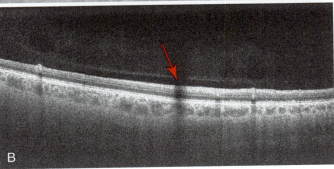

**FIG. 1**. Opacidades vítreas (*setas*) demonstra o sombreamento no *SS-OCT*.

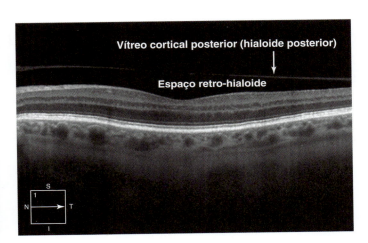

**FIG. 2**. Espaços hialoides e retro-hióideos posteriores.

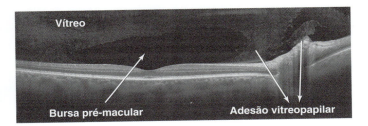

**FIG. 3**. Bursa pré-macular em paciente normal usando SD-OCT.

# OCT: Artefatos e Erros | 5.1

Carlos A. Moreira Neto | Carl Rebhun

Os artefatos podem ocorrer durante a aquisição ou a análise de imagens devido a fatores do paciente, do operador ou do software. A interpretação precisa da imagem depende da qualidade desta e da compreensão dos vários artefatos que podem afetar uma imagem de OCT (Duker, Waheed & Goldman, 2014 Duker et al., 2014).

## Artefato de Espelho

- Ocorre apenas no domínio espectral (SD)-OCT.
- Ocorre quando a área de interesse cruza a linha de atraso zero e resulta em uma imagem invertida.
- Razões.
  1. O dispositivo OCT é posicionado muito próximo do olho.
  2. Condições em que a curvatura da retina é tal que cruza a linha de atraso zero, como retinosquise, descolamento de retina, lesão elevada de coroide ou alta miopia (Fig. 1).

## Vinhetagem

- Ocorre quando a íris bloqueia uma parte do feixe de OCT.
- Perda de sinal é vista de um lado da imagem (Fig. 2).

## Desalinhamento

- Ocorre quando a fóvea não está centralizada durante a varredura volumétrica (Fig. 3).
- A razão mais comum é um paciente com má fixação ou posicionamento incorreto do alvo de fixação pelo operador.

- A grade do Estudo de Retinopatia Diabética no Tratamento Precoce (ETDRS, do inglês *Early Treatment Diabetic Retinopathy Study*) geralmente pode ser movida para obter uma medida precisa da espessura foveal.

## Falha do Software

- As linhas de segmentação da OCT são desenhadas incorretamente porque há identificação incorreta dos limites internos ou externos da retina.
- Distúrbios da superfície vitreomacular (membrana epirretiniana, tração vitreomacular) podem causar ruptura da linha interna.
- Distúrbios externos do epitélio pigmentar da retina/retina (degeneração macular relacionada à idade, edema macular cistoide) podem causar a ruptura da linha externa (Fig. 4).

## Artefato ao Piscar

- Se um paciente piscar durante a aquisição da imagem, ocorrerá perda de dados.
- Varreduras OCT e mapas volumétricos mostram barras pretas ou brancas (Fig. 5).

## Artefato de Movimento

- Ocorre quando há movimento do olho durante a aquisição da digitalização.
- A imagem da OCT mostra distorção ou dupla varredura da mesma área.
- Os vasos sanguíneos estão desalinhados (Fig. 6).
- A fóvea pode estar duplicada.
- Isso é muito menos comum devido ao aprimoramento de *software* de rastreamento ocular nas máquinas atuais da OCT.

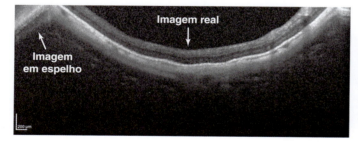

FIG. 1. Artefato de espelho que ocorre em um olho com alta miopia.

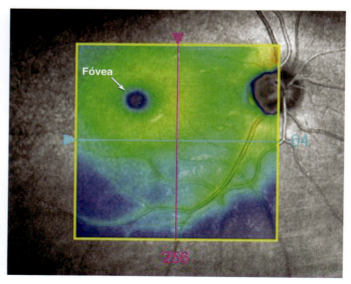

FIG. 3. Erro de desalinhamento. A fóvea não está centrada por causa de uma fixação excêntrica.

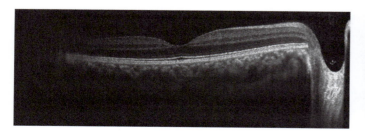

FIG. 2. Vinhetagem: perda de sinal no lado esquerdo da imagem.

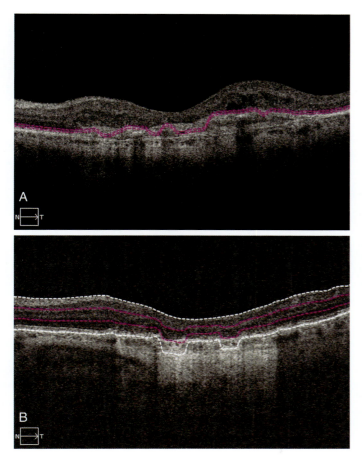

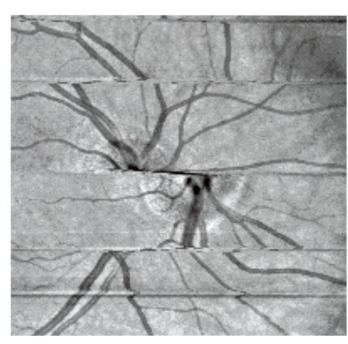

**FIG. 4.** Falha de software causada por neovascularização coroidal (**A**) e atrofia geográfica (**B**).

**FIG. 6.** Artefato de movimento.

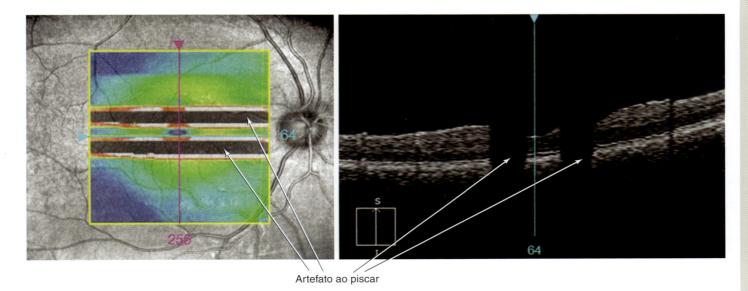

Artefato ao piscar

**FIG. 5.** Artefato ao piscar.

## Erro Fora do Intervalo

- Ocorre quando o *B-scan* não está centrado na tela de pré-visualização, resultando em um deslocamento para fora do intervalo de varredura.
- Uma seção da varredura da OCT está cortada (Fig. 7).

**REFERÊNCIA**
Duker JS, Waheed NK, Goldman DR. *Artifacts on OCT. Handbook of Retinal OCT*. St Louis: Elsevier; 2014.

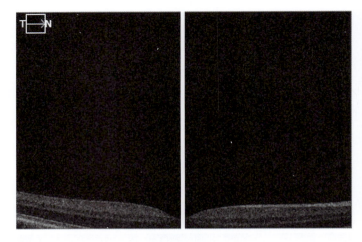

**FIG. 7.** Erro fora do intervalo. Devido ao posicionamento inadequado da máquina durante a aquisição da imagem, a retina externa e a coroide são cortadas.

# Artefatos na Angiografia por OCT | 5.2

Carlos A. Moreira Neto | Carl Rebhun

Os artefatos são muito comuns na angiografia por OCT e sua identificação é importante para a interpretação apropriada da imagem (Ferrara, Waheed & Duker).

## Artefatos de Bloqueio (Fig. 1)

- Os artefatos de bloqueio são causados por lesões que afetam a penetração da luz através dos tecidos oculares, incluindo os segmentos anterior e posterior.
- O bloqueio do segmento anterior pode ser causado por catarata, inflamação ou cicatriz corneana.
- O bloqueio do segmento posterior pode ser causado por hemorragia intravítrea ou inflamação, moscas volantes, hemorragia intrarretiniana ou sub-retiniana, descolamento do epitélio pigmentado (PED, do inglês *pigment epithelial detachment*) ou drusas grandes.

## Artefatos da Linha Branca (Fig. 2)

- Causados por movimentos oculares transversais.
- Uma das principais causas de artefatos na angiografia por OCT.

## Fluxo Positivo Falso

- Movimentos oculares estão na direção axial (pulsação arterial).
- Um conjunto de dados da OCT pode ser deslocado e ter descorrelação suficiente para causar o aparecimento de fluxo (Ferrara, Waheed & Duker, 2016; Spaide, Fujimoto e Waheed, 2015).

## Defeitos Quilting (Fig. 3)

- Relacionados à correção de *software* do movimento ocular.
- Causados por múltiplas sacadas nas direções horizontal e vertical.

## Fluxo Falso Negativo

- Causado pelo fluxo sanguíneo abaixo de um determinado limiar.
- Vasos parecem ausentes mesmo se estiverem presentes.

## Artefatos de Projeção (Fig. 4)

- Os vasos superficiais são falsamente vistos em níveis mais profundos (Ferrara et al., 2016; Spaide et al., 2015).

## Duplicação de Vasos (Fig. 5)

- Resultado de uma falha no registro das digitalizações X e Y.
- Causada pelo movimento dos olhos.

## Erros de Segmentação (Fig. 6)

- Causados por PED, edema macular ou outro processo patológico que prejudica o alinhamento horizontal das camadas da retina.

## Artefatos de Sombreamento (Fig. 7)

- Geralmente aparecem na segmentação coriocapilar.
- Causados por PED, hemorragia, *floaters*.

**REFERÊNCIAS**

Ferrara D, Waheed NK, Duker JS. Investigating the choriocapillaris and choroidal vasculature with new optical coherence tomography technologies. *Prog Retin Eye Res*. 2016;52:130-155.

Spaide RF, Fujimoto JG, Waheed NK. Image Artifacts in Optical Coherence Tomography Angiography. *Retina*. 2015;35(11):2163-2180.

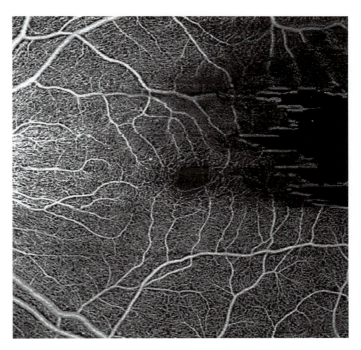

**FIG. 1**. Artefato de bloqueio causando uma perda focal de sinal.

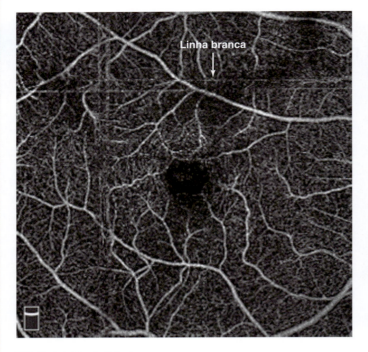

FIG. 2. Artefato de linha branca.

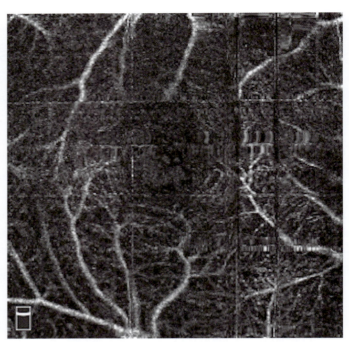

FIG. 3. Artefato de *Quilting*.

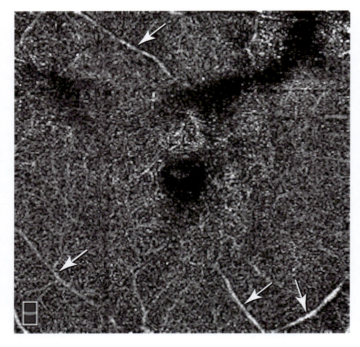

FIG. 4. Artefato de projeção no plexo profundo. Vasos do plexo superficial (*setas*) são vistos no plexo profundo.

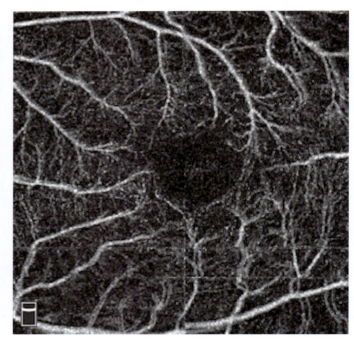

FIG. 5. Duplicação de vasos.

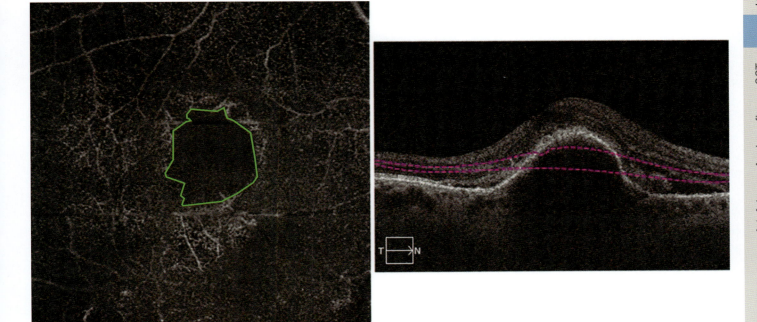

FIG. 6. Erro de segmentação (*linha verde*) causado por um PED.

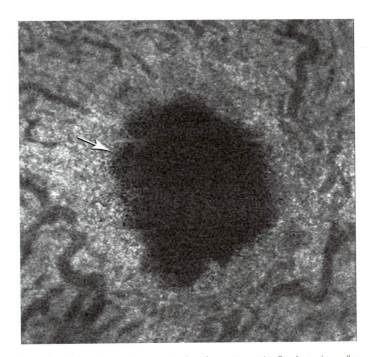

FIG. 7. Artefato de sombreamento (*seta*) na segmentação da coriocapilar.

# Drusas

## 6.1.1

Ivana N. Despotovic | Daniela Ferrara

## Resumo

As drusas são depósitos amarelos ou brancos focais de detritos extracelulares localizados entre o epitélio pigmentar da retina (EPR) e a membrana de Bruch. Ocorrem naturalmente com a idade e, em geral, são assintomáticas. As drusas são a marca da degeneração macular relacionada à idade (DMRI) e o sinal precoce mais comum da DMRI não exsudativa. O colesterol esterificado e não esterificado são componentes significativos das lesões ricas em lipídios associadas à DMRI (depósitos lineares basais e drusas moles) e compreendem mais de 40% do volume de drusas duras (Curcio et al., 2011).

As drusas podem variar em aparência, tamanho e localização. Drusas duras são menores e têm margens distintas (Figs. 2, 3, 4, 5, 6, 10 e 12). As drusas moles são elevações maiores, semelhantes a um monte, que podem ter um diâmetro maior que 1000 μm, com margens que não estão claramente definidas (Figs. 1, 2, 3, 4, 7, 8, 9 e 11). Um grande número de drusas cuticulares redondas e pontudas dão uma aparência de "estrelas no céu". As drusas cuticulares têm uma forma esferoide ou triangular na OCT (Fig. 12).

As características tomográficas das drusas na OCT foram extensivamente pesquisadas em estudos de história natural como potenciais biomarcadores para a progressão da DMRI, embora algumas características ainda não tenham sido validadas. Entre as características das drusas definidas na OCT transversal, a forma das drusas, a refletividade interna e as subestruturas podem ser citadas como alguns dos biomarcadores relevantes para o risco aumentado de desenvolvimento da DMRI avançada (Yehoshua et al., 2011; Veerappan et al., 2016). O tamanho da drusa e a confluência têm sido historicamente associados à progressão da DMRI. Mais recentemente, o volume das drusas foi avaliado por meio de algoritmos automáticos de OCT, que também parece ser relevante na progressão da doença (Abdelfattah et al., 2016).

O descolamento do pigmento pigmentado (PED) drusenoide é formado pela confluência de grandes áreas de drusas moles (Figs. 7, 8 e 11) e faz parte do espectro clínico da DMRI (Casswell, Kohen, & Bird, 1985). A história natural dos olhos contendo PED drusenoide é caracterizada por uma alta taxa de progressão tanto para a atrofia geográfica (AG) quanto para a DMRI neovascular (Cukras et al., 2010).

Os depósitos drusenoides sub-retinianos (DDS, também conhecidos como pseudodrusas reticulares) podem ser confundidos com drusas, mas são na verdade uma entidade clinicamente distinta localizada acima do EPR (Figs. 3, 4 e 10). A OCT é considerada uma modalidade fundamental para identificar e caracterizar DDS (Suzuki, Sato & Spaide, 2014; Zweifel et al., 2010). DDS em olhos mais velhos, com aparência macular normal, como definido pela escala *Age-Related Eye Disease Study* (AREDS), é um fator de risco para DMRI (Huisingh et al., 2016) A redução da visibilidade de cones sobrepostos em DDS em imagens de óptica adaptativa pode ser devida a várias causas possíveis — incluindo uma mudança na orientação dos fotorreceptores, uma alteração de sua arquitetura celular ou ausência dos próprios cones — o que diminui a função fotorreceptora do cone (Mrejen et al., 2014).

As imagens de OCT de drusas refrácteis (material drusenoide contendo pequenas esferas refrácteis) mostram pontos hiperrefletivos (muitas pequenas esférulas ricas em fosfato de cálcio) e parecem ser uma etapa de regressão de drusas marcada pela perda de EPR, contribuindo para o desenvolvimento de AG (Suzuki et al., 2015).

## Pontos-chave

- Pequenas drusas ("*drupelets*") têm menos de 63 μm de diâmetro, drusas intermediárias são de 63 a 125 μm e drusas grandes são maiores que 125 μm.
- Pequenas drusas são consideradas envelhecimento normal e não representam risco de progressão para DMRI avançada.
- Os depósitos drusenoides sub-retinianos (também conhecidos como pseudodrusas reticulares) estão localizados acima do EPR e estão associados à progressão para DMRI avançada.
- A OCT é valiosa no diagnóstico diferencial das drusas.
- Características específicas de drusas na OCT são investigadas como biomarcadores para progressão da DMRI.

### REFERÊNCIAS

Abdelfattah NS, Zhang H, Boyer DS, et al. Drusen volume as a predictor of disease progression in patients with late age-related macular degeneration in the fellow eye. *Invest Ophthalmol Vis Sci*. 2016;57(4):1839-1846.

Casswell AG, Kohen D, Bird AC. Retinal pigment epithelial detachments in the elderly: classification and outcome. *Br J Ophthalmol*. 1985;69(6):397-403.

Cukras C, Agrón E, Klein ML, et al. Age-Related Eye Disease Study Research Group Natural history of drusenoid pigment epithelial detachment in age-related macular degeneration: Age-Related Eye Disease Study Report No. 28. *Ophthalmology*. 2010;117(3):489-499 doi:10.1016/j.ophtha.2009.12.002.

Curcio CA, Johnson M, Rudolf M, et al. The oil spill in ageing Bruch membrane. *Br J Ophthalmol*. 2011;95(12):1638-1645 doi:10.1136/bjophthalmol 300344.

Huisingh C, McGwin Jr G, Neely D, et al. The Association between subretinal drusenoid deposits in older adults in normal macular health and incident age-related macular degeneration. *Invest Ophthalmol Vis Sci*. 2016;57(2):739-745 doi:10.1167/iovs.15-18316.

Mrejen S, Sato T, Curcio CA, et al. Assessing the cone photoreceptor mosaic in eyes with pseudodrusen and soft Drusen in vivo using adaptive optics imaging. *Ophthalmology*. 2014;121(2):545-551 doi:10.1016/j.ophtha.2013.09.026. [Epub 2013 Oct 30].

Suzuki M, Curcio CA, Mullins RF, et al. Refractile Drusen: Clinical imaging and candidate histology. *Retina*. 2015;35(5):859-865 doi:10.1097/ IAE.0000000000000503.

Suzuki M, Sato T, Spaide RF. Pseudodrusen subtypes as delineated by multimodal imaging of the fundus. *Am J Ophthalmol*. 2014;157(5):1005-1012.

Veerappan M, El-Hage-Sleiman AM, Chiu SJ, et al. Optical coherence tomography reflective drusen substructures predict progression to geographic atrophy in age-related macular degeneration. *Ophthalmology*. 2016;123(12):2554-2570.

Yehoshua Z, Wang F, Rosenfeld PJ, et al. Natural history of drusen morphology in age-related macular degeneration using spectral domain optical coherence tomography. *Ophthalmology*. 2011;118(12):2434-2441.

Zweifel SA, Spaide RF, Curcio CA, et al. Reticular pseudodrusen are subretinal drusenoid deposits. *Ophthalmology*. 2010;117(2):303-312.

6.1.1

Drusas

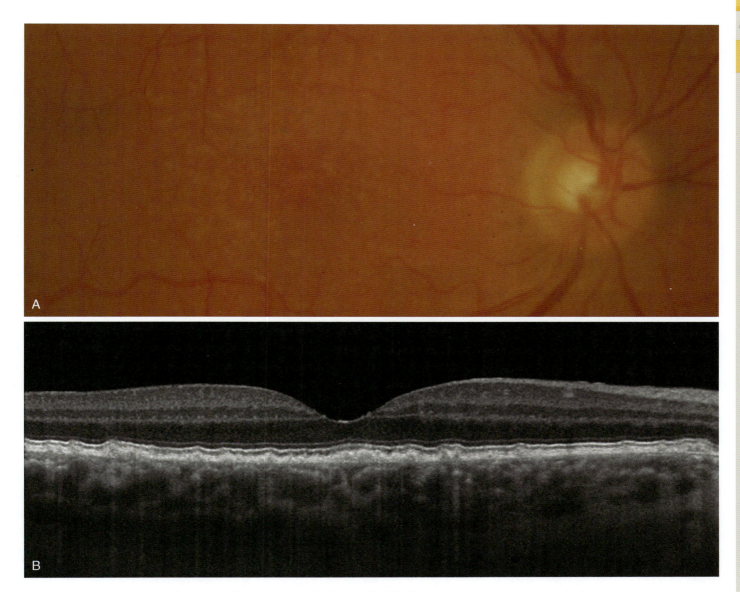

FIG. 1. (A) Retinografia colorida de drusas moles com margens indistintas. (B) OCT B-scan transversal mostra drusas moles.

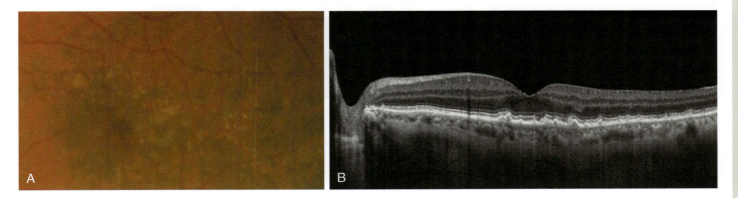

FIG. 2. (A) Retinografia colorida de várias drusas moles grandes e pequenas drusas duras distintas. Pseudodrusas reticulares estão presentes na porção superior da mácula. (B) OCT B-scan mostra drusas suaves confluentes e algumas drusas duras.

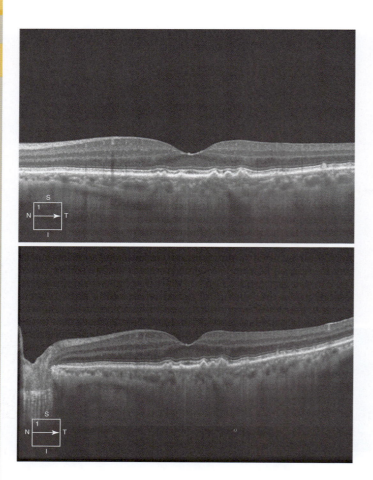

**FIG. 3**. CT B-scans do mesmo olho representado na Figura 2. Pseudodrusas reticulares são evidentes no lado direito das varreduras, além de drusas suaves confluentes e algumas drusas duras, que também são visíveis na Figura 2.

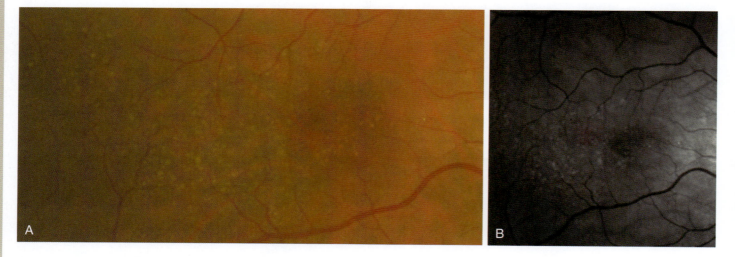

**FIG. 4**. (**A**) Retinografia colorida mostrando drusas duras e moles, bem como pseudodrusas reticulares. (**B**) Foto de fundo de olho red-free do mesmo olho.

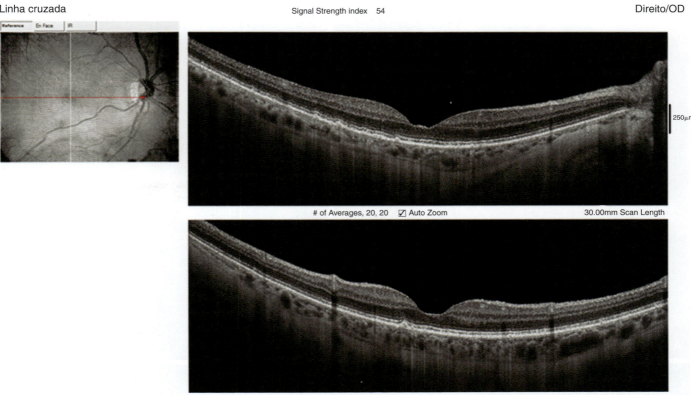

FIG. 5. CT En-face e B-scan de campo largo do mesmo olho representado na Figura 4, mostrando drusas distintas.

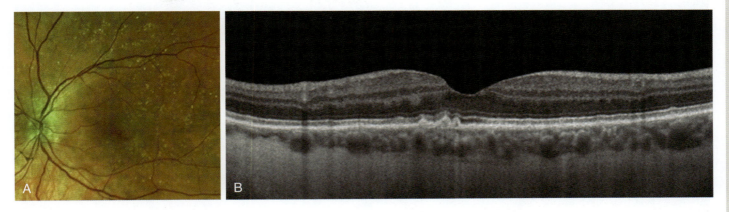

FIG. 6. (A) Retinografia colorida mostrando drusas duras e moles. (B) OCT B-scan mostra drusas duras e moles.

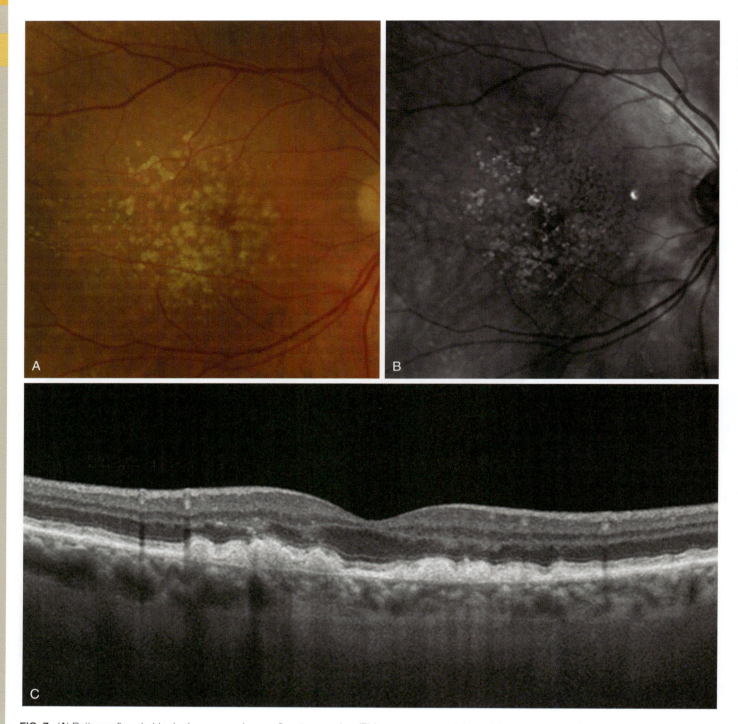

**FIG. 7.** (**A**) Retinografia colorida de drusas grandes, confluentes e moles. (**B**) Imagem em near infra-red do mesmo olho. (**C**) B-scan OCT mostra drusas moles confluentes e um descolamento drusenoide do epitélio pigmentado.

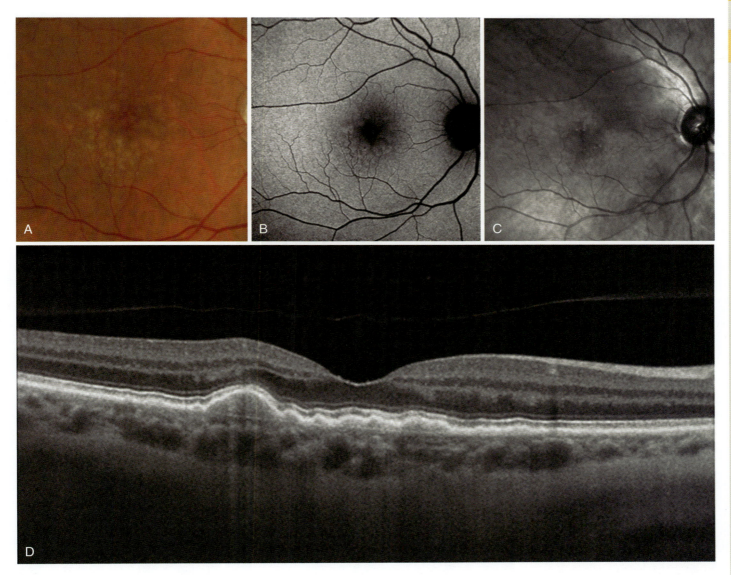

**FIG. 8.** (**A**) Retinografia colorida com drusas grandes, confluentes e moles. (**B**) Autofluorescência do fundo do olho. (**C**) Reflexão da luz azul do mesmo olho. (**D**) OCT B-scan mostrando drusas suaves e confluentes com um descolamento de epitélio pigmentado drusenoide. Uma membrana hialoide posterior também é visível.

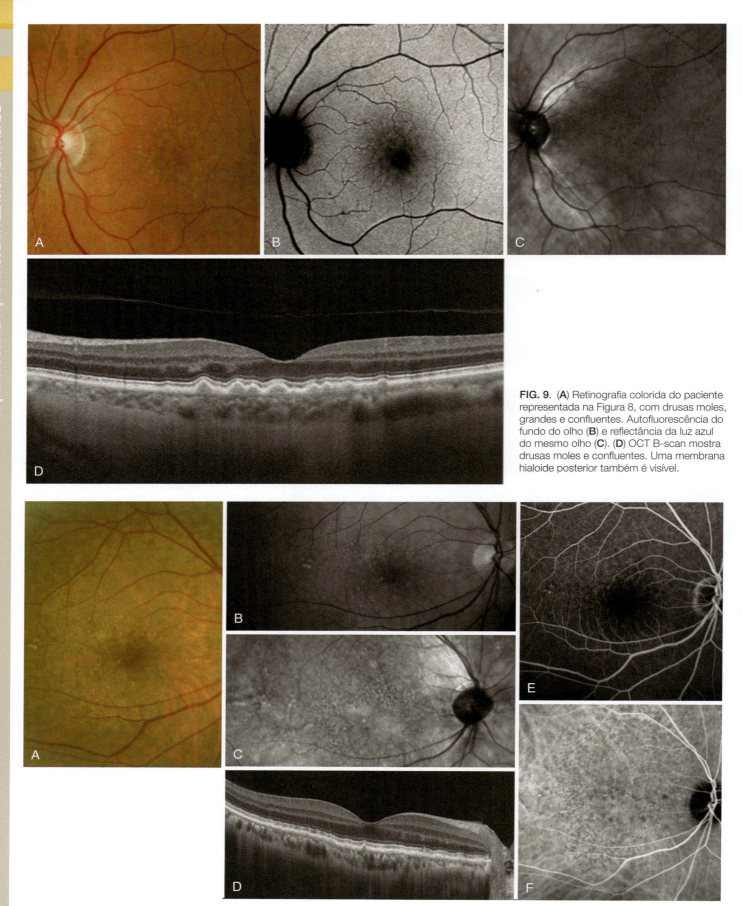

**FIG. 9.** (**A**) Retinografia colorida do paciente representada na Figura 8, com drusas moles, grandes e confluentes. Autofluorescência do fundo do olho (**B**) e reflectância da luz azul do mesmo olho (**C**). (**D**) OCT B-scan mostra drusas moles e confluentes. Uma membrana hialoide posterior também é visível.

**FIG. 10.** (**A**) Retinografia colorida de drusas duras, grandes e moles. Pseudodrusas reticulares também são evidentes no aspecto superotemporal da mácula. (**B**) Imagem em red-free do mesmo olho. (**C**) Imagem em near infra-red, mostrando o padrão reticular da pseudodrusa reticular. (**D**) B-scan OCT mostra drusas e pseudodrusas reticulares. (**E**) Angiofluoresceinografia mostrando drusas com staining. (**F**) Angiografia com indocianina verde mostrando padrões hipofluorescentes e hiperfluorescentes relacionados à drusa e a pseudodrusas reticulares.

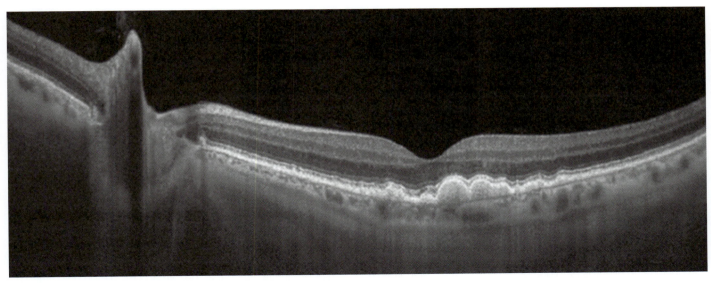

**FIG. 11.** CT B-Scan transversal de 12 mm de campo largo mostra drusas grandes, confluentes e moles com um PED drusenoide.

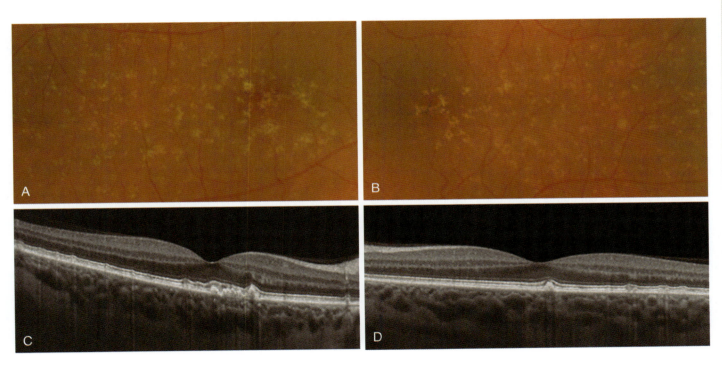

**FIG. 12.** (**A**) e (**B**) Retinografias coloridas de drusas duras e cuticulares em forma de cacho. A OCT B-scan (**C**) e (**D**) OCT do mesmo paciente mostra as drusas como triângulos compactos próximos.

# Atrofia Geográfica | 6.1.2

Ivana N. Despotovic | Daniela Ferrara

## Resumo

A Atrofia Geográfica (AG) é caracterizada por áreas de hipopigmentação ou despigmentação do EPR nitidamente demarcadas, redondas ou ovais (Figs. 1, 2, 4, 5, 6). Vasos da coroide são mais visíveis dentro das áreas da AG do que nas áreas adjacentes. O diâmetro mínimo da lesão que caracteriza uma lesão de AG varia na literatura, mas muitos autores concordam que deve ter pelo menos 175 µm de diâmetro. A atrofia em AG não se limita ao RPE sozinho; envolve também os fotorreceptores e os coriocapilares. A sequência de eventos patológicos que levam a AG ainda não é completamente compreendida. A AG progride gradualmente e, na maioria dos casos, a princípio, a fóvea é poupada. A regressão de drusas pode ser um sinal de progressão para AG (Schlanitz et al., 2017 Schlanitz et al., 2017). Com base nos esquemas de classificação atualmente revisados, a AG é uma manifestação de DMRI avançada, mesmo se a fóvea for poupada, porque a lesão causa perda irreversível da função visual (Ferris et al., 2013).

A hipopigmentação é manifestada pelo aumento da transmissão do sinal OCT refletido abaixo da camada RPE. No entanto, o chamado "sinal de hipertransmissão" na OCT está associado à perda acentuada de células nas camadas de EPR, fotorreceptores e coriocapilaridades e tem sido considerado a definição tomográfica de AG na OCT (Figs. 2, 3, 4, 5 e 6).

Uma nova entidade denominada "AG nascente" foi descrita recentemente com base nos achados da OCT. Ela foi descrita como sendo uma precursora da AG associada à drusa e é identificada na OCT antes da apresentação de AG evidente no exame clínico ou em outras modalidades de imagem. A AG nascente possui características tomográficas únicas relacionadas a anormalidades no nível das camadas nucleares internas e externas e representa um risco para o desenvolvimento de AG quando associada a anormalidades pigmentares e a presença de AG no outro olho (Schaal Schaal et al., 2017, Gregori, & Rosenfeld, 2017; Wu et al., 2014).

As tubulações retinianas externas (ORT, do inglês *outer retinal tubulations*) contêm fotorreceptores degenerados e, em geral, são encontradas na DMRI avançada. Podem ser identificadas em exames transversais de OCT como uma estrutura circular ou ovoide hiper-refletiva com um centro hiporrefletivo localizado na camada nuclear externa (Zweifel et al., 2009). A imagem da *En Face* OCT da retina pode visualizar as áreas com ruptura de banda do segmento interno/segmento externo (IS/OS) e pode prever a progressão da AG em alguns olhos (Nunes et al., 2013).

## Pontos-chave

- A AG é caracterizada na OCT pela perda da banda externa hiper-refletiva (atenuação da camada RPE) e/ou pelo efeito de hipertransmissão (aumento da penetração do sinal OCT na coroide secundária à perda de camadas retinianas externas, EPR e coriocapilares).
- A AG nascente é uma entidade recentemente descrita, baseada em características específicas da OCT que precedem as manifestações no exame clínico ou outras modalidades de imagem e prediz o desenvolvimento da AG associada às drusas.

### REFERÊNCIAS

Ferris 3rd FL, Wilkinson CP, Bird A, et al. Clinical classification of age-related macular degeneration. *Ophthalmology*. 2013;120(4):844-851 doi:10.1016/j.ophtha.2012.10.036. [Epub 2013 Jan 16].

Nunes RP, Gregori G, Yehoshua Z, et al. Predicting the progression of geographic atrophy in age-related macular degeneration with SD-OCT en face imaging of the outer retina. *Ophthalmic Surg Lasers Imaging Retina*. 2013;44(4):344-359 doi:10.3928/23258160-20130715-06.

Schaal KB, Gregori G, Rosenfeld PJ. En face optical coherence tomography imaging for the detection of nascent geographic atrophy. *Am J Ophthalmol*. 2017;174:145-154 doi:10.1016/j.ajo.2016.11.002. [E-pub ahead of print].

Schlanitz FG, Baumann B, Kundi M, et al. Drusen volume development over time and its relevance to the course of age-related macular degeneration. *Br J Ophthalmol*. 2017;101(2):198-203 pii: bjophthalmol-2016-308422. doi:10.1136/bjophthalmol 308422. [Epub ahead of print].

Wu Z, Luu CD, Ayton LN, et al. Optical coherence tomography-defined changes preceding the development of drusen-associated atrophy in age-related macular degeneration. *Ophthalmology*. 2014;121(12):2415-2422.

Zweifel SA, Engelbert M, Laud K, et al. Outer retinal tubulation: a novel optical coherence tomography finding. *Arch Ophthalmol*. 2009;127(12):1596-1602 doi:10.1001/archophthalmol.2009.326.

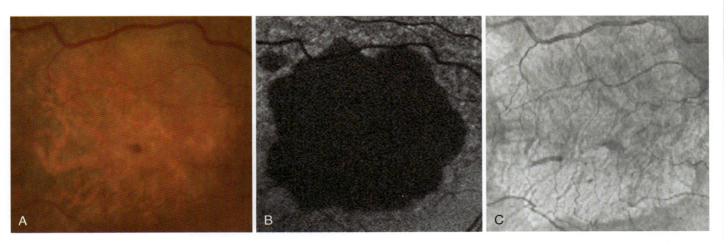

**FIG. 1.** (**A**) Retinografia colorida de AG secundária a degeneração macular relacionada à idade envolvendo o centro da fóvea, com uma área nitidamente demarcada de despigmentação de EPR com vasos da coroide visíveis. (**B**) A autofluorescência mostra a área de hipoautofluorescência da AG resultante da perda de fotorreceptores e do epitélio pigmentar da retina. (**C**) A *En face* OCT da atrofia geográfica mostra uma grande área de hiper-refletividade com margens distintas e vasos sanguíneos da coroide visíveis.

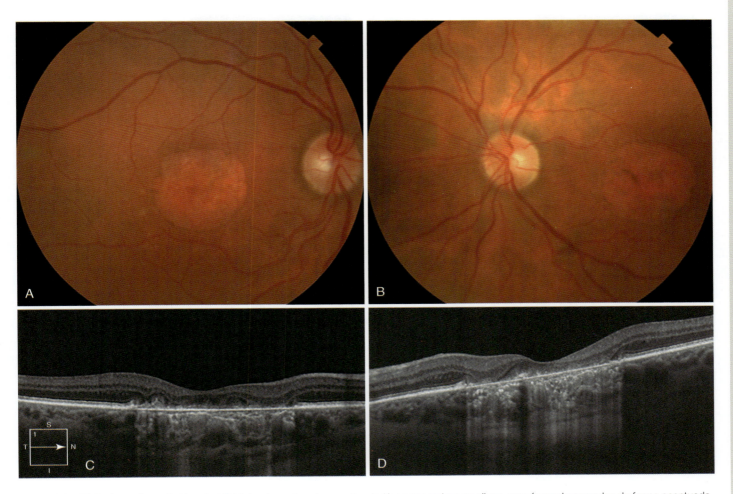

**FIG. 2.** (**A**) e (**B**) Retinografias coloridas de AG bilateral envolvendo o centro da fóvea em ambos os olhos, com áreas demarcadas de forma acentuada da perda do epitélio pigmentar da retina (EPR) e vasos sanguíneos da coroide visíveis. (**C**) e (**D**) OCT transversal mostra perda da camada nuclear externa, fotorreceptores e EPR na área de AG, causando afinamento total da retina neurossensorial, bem como perda aparente de coriocapilares. O sinal OCT é aumentado abaixo do nível do RPE, correspondendo ao chamado efeito de hipertransmissão.

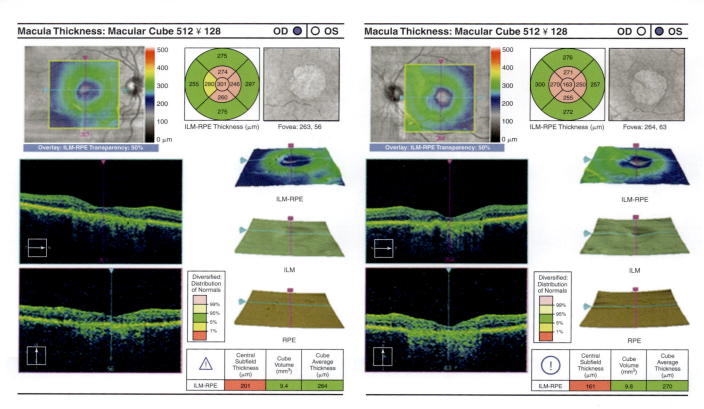

**FIG. 3**. Varredura de cubo macular de ambos os olhos do mesmo paciente representado na Figura 2, mostrando mapas de espessura, *en face* OCT e varreduras transversais de OCT. Diminuição da espessura é evidente no centro da mácula. A *en face* OCT mostra a área da AG. A OCT de corte transversal demonstra a perda da camada nuclear externa, fotorreceptores e epitélio pigmentar da retina nas áreas de AG, causando afinamento da retina neurossensorial. O sinal OCT é aumentado abaixo do nível do EPR, correspondendo ao efeito de hipertransmissão. *ILM*, membrana limitante interna.

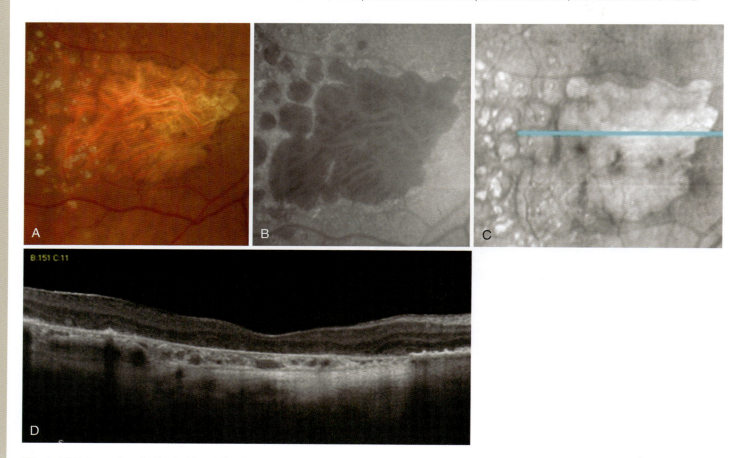

**FIG. 4**. (**A**) Retinografia colorida de AG multifocal envolvendo o centro da fóvea, mostrando despigmentação do EPR com vasos da coroide visíveis. Na região temporal da mácula, drusas duras, moles e calcificadas estão presentes. (**B**) Autofluorescência com áreas hipoautofluorescentes de AG secundária à perda dos fotorreceptores e EPR. (**C**) A OCT de varredura *en face* mostra áreas multifocais de AG e refletividade heterogênea na topografia das drusas. (**D**) A OCT de varredura transversal mostra perda da camada nuclear externa, fotorreceptores, EPR e coriocapilares nas áreas de AG, com afilamento da retina neurossensorial. O efeito de hipertransmissão está presente. No lado esquerdo e direito da varredura as drusas também são visíveis.

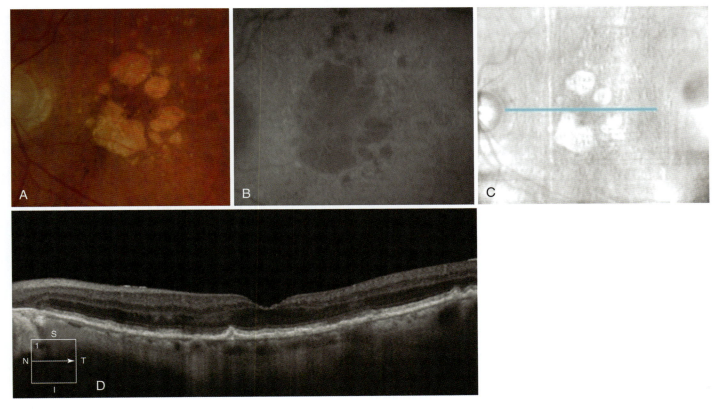

**FIG. 5.** (**A**) Retinografia de atrofia geográfica multifocal (AG), com despigmentação do epitélio pigmentar da retina (EPR) e vasos coroides visíveis. Drusas duras e macias estão presentes. (**B**) Autofluorescência com áreas de hipoautofluorescência de AG secundárias à perda de fotorreceptores e EPR. (**C**) A OCT de varredura mostra as áreas multifocais da AG. (**D**) Corte transversal da OCT com perda da camada nuclear externa, fotorreceptores, EPR e coriocapilares nas áreas de AG, com afilamento da retina neurossensorial. Algumas drusas estão presentes no exame. Observe as irregularidades no nível dos fotorreceptores durante todo o exame.

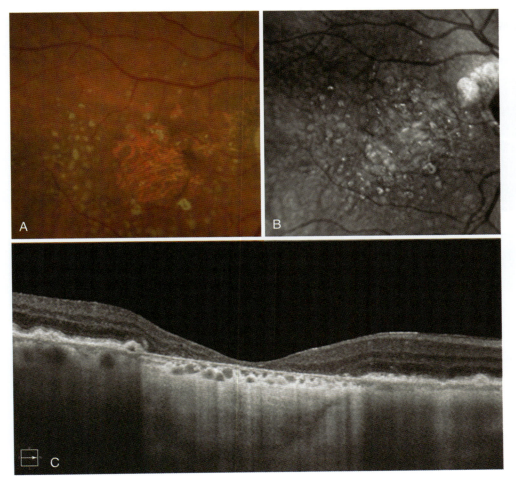

**FIG. 6.** (**A**) Retinografia colorida de AG multifocal, com despigmentação de EPR e vasos da coroide visíveis. As drusas duras, moles e calcificadas estão presentes, assim como as pseudodrusas reticulares. (**B**) A refletância do fundo em *near-infra red* mostra as áreas de AG cercadas por múltiplos pontos brilhantes correspondentes às anormalidades pigmentares associadas às drusas. (**C**) A OCT em varredura transversal mostra perda de camada nuclear externa, fotorreceptores, EPR e coriocapilares na área de AG, com colapso da retina interna sobre a lesão e acentuado afinamento da retina neurossensorial, afetando o contorno foveal. O efeito de hipertransmissão é evidente. Observar a presença de drusas e pseudodrusas reticulares, associada à irregularidade da camada de fotorreceptores, ao longo da varredura da OCT, além das bordas da lesão da AG.

# Descolamento Isolado do Epitélio Pigmentado

Ivana N. Despotovic | Daniela Ferrara

## 6.1.3

## Resumo

Os PEDs (do inglês, *pigment epithelial detachment*) resultam de uma separação entre a membrana basal do EPR e a camada interna de colágeno da membrana de Bruch. Os PEDs podem ser idiopáticos ou ocorrer em associação com muitas doenças coriorretinianas, incluindo a coriorretinopatia serosa central (CSC) e a DMRI. Em pacientes com DMRI, o PED pode estar associado às drusas, hiperpigmentação do EPR, líquido sub-retiniano ou hemorragia sub-retiniana.

Embora frequentemente associado a um distúrbio subjacente, o PED pode ocasionalmente ser um achado isolado, sem diagnóstico primário conhecido. Nesse caso, geralmente não está associado a líquido sub-retiniano ou intrarretiniano. A fisiopatologia do PED isolado não é completamente compreendida. Os pacientes podem ser assintomáticos se a lesão não afetar a fóvea (Fig. 1). Um PED isolado pode resolver completamente, por vezes, deixando atrofia do EPR. No entanto, deve ser monitorado devido a um risco potencial para o desenvolvimento de neovascularização de coroide (NVC).

As características da OCT de um PED isolado geralmente incluem uma elevação em forma de cúpula do revestimento da camada de RPE sobre um espaço opticamente claro (Figs. 1, 2B e 4) ou material hiper-refletivo homogêneo (Fig. 2A). Em um PED isolado, a retina sobrejacente é geralmente aderida ao EPR, e não há sinais de exsudação ou vazamento (Figs. 1–4). Por outro lado, um PED associado a condições subjacentes pode se manifestar como hiporreflectivo (p. ex., PED seroso associado a CSC) ou hiper-refletivo (p. ex., PED fibrovascular associado a DMRI neovascular). Um achado de OCT de linhas sub-EPR em camadas, hiper-refletivas (descrito como o "sinal da cebola"), sugere a presença de precipitação de cristais de colesterol em um ambiente aquoso (Pang et al., 2015). Esse achado é geralmente associado a focos hiper-refletivos intrarretinianos (EPR e células cheias de lipídios na retina) e é uma apresentação comum de DEP fibrovascular.

## Pontos-chave

- O PED pode estar associado a condições subjacentes, como CNV ou CSC.
- O PED isolado não está associado a uma condição subjacente conhecida e é geralmente assintomático, mas deve ser acompanhado de perto devido ao risco potencial para desenvolvimento de NVC.
- A OCT é útil no diagnóstico diferencial de PED isolado e PED secundário a condições subjacentes; a refletividade interna do PED é útil no diagnóstico diferencial.

**BIBLIOGRAFIA**

Pang CE, Messinger JD, Zanzottera EC, et al. The onion sign in neovascular age-related macular degeneration represents cholesterol crystals. *Ophthalmology*. 2015;122(11):2316-2326 doi:10.1016/j.ophtha.2015.07.008. [Epub 2015 Aug 19].

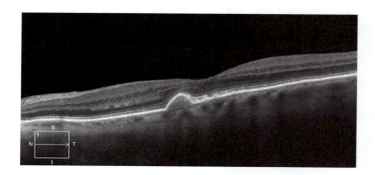

**FIG. 1.** OCT transversal de um PED isolado.

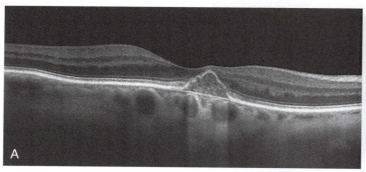
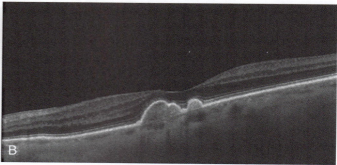

**FIG. 2.** OCT transversal mostrando PED isolado bilateral em um paciente de 87 anos de idade. (**A**) O PED é preenchido com material hiper-refletivo homogêneo. Embora a camada correspondente ao epitélio pigmentar da retina pareça preservada, há hipertransmissão abaixo do PED. Nenhum líquido intrarretiniano ou sub-retiniano está presente neste *scan*. (**B**) O outro olho do mesmo paciente. Presença de PED isolado em forma de cúpula multilobulado.

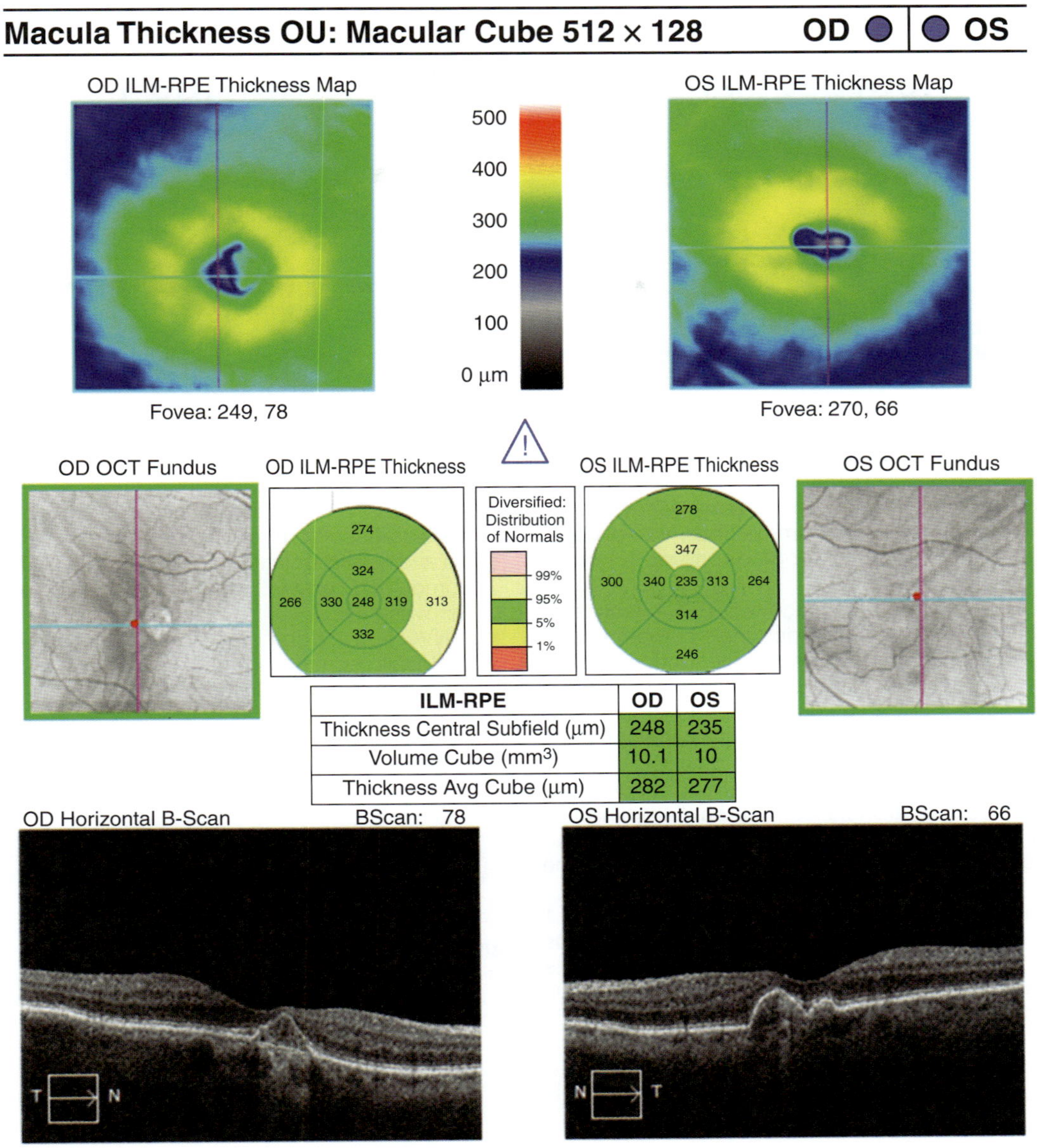

**Macula Thickness OU: Macular Cube 512 × 128**   OD ● | ● OS

FIG. 3. Varredura de cubo macular do mesmo paciente representado na Figura 2, mostrando o mapa de espessura e a espessura da retina em subcampos ao longo da área macular, na OCT *en face* e OCT de corte transversal. *ILM*, membrana limitante interna.

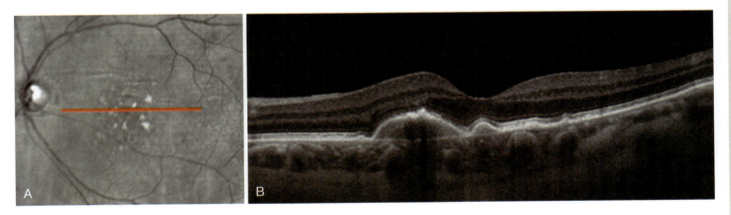

FIG. 4. PED isolada em um paciente de 66 anos de idade. (**A**) A OCT *en face* demonstra PED com drusas e alterações pigmentares. (**B**) Corte transversal da OCT mostrando PED isolado multilobulado. Observe o afinamento relativo da camada nuclear externa acima do PED.

# Neovascularização de Coroide do Tipo 1

### 6.2.1

A. Yasin Alibhai | Daniela Ferrara

## Resumo

A NVC (neovascularização de coroide) do tipo 1 envolve a formação de vasos sanguíneos anormais que se desenvolvem a partir da coroide, se estendem através da membrana de Bruch e arborizam abaixo do EPR. Na angiofluoresceinografia, a NVC do tipo 1 é caracterizada como "NVC oculta", manifestando-se como fluorescência pontilhada (vazamento de fonte indeterminada) ou como PED fibrovascular (Fig. 1).

Essas lesões neovasculares são comumente associadas à DMRI. Elas podem, no entanto, também se desenvolver como resultado de outros processos patológicos, como a coriorretinopatia serosa central (CSC).

A NVC do tipo 1 está dentro do espaço sub-EPR e resulta na elevação do EPR sobreposto. Os achados mais característicos da OCT incluem PEDs irregulares, ocasionalmente com espessamento do EPR sobrejacente (Figs. 2 e 3). Esses PEDs podem apresentar refletividade interna variável, variando de espaços hiporrefletivos ou opticamente vazios a hiper-refletividade interna e geralmente heterogênea. Em exames de OCT de alta qualidade, os lúmens intravasculares do complexo da NVC podem ser documentados, dando a aparência de material "empilhado". Em NVCs ativas e exsudativas, o fluido sub-retiniano e/ou intrarretiniano associado também pode estar presente (Keane et al., 2012).

O diagnóstico de NVCs inativas, não exsudativas tipo 1 pode ser um desafio, pois podem ser confundidas com PEDs drusenoides ou PEDs não vascularizados (Fig. 4). Na OCT, eles geralmente aparecem como pequenos PEDs com refletividade interna aumentada. O complexo neovascular não exudativo pode ser identificado apenas com a angiografia por OCT (Roisman et al., 2016).

## Pontos-chave

- A NVC do tipo 1 é classificada com base em sua localização anatômica, estando presente acima da membrana de Bruch, mas abaixo do RPE.
- Na OCT, o NVC do tipo 1 manifesta-se como PED e comumente multilobulado com refletividade interna variável.
- Na angiografia com fluoresceína, a NVC do tipo 1 manifesta-se como "NVC oculta", com fluorescência pontilhada ou PED fibrovascular.
- A NVC tipo 1 é comumente associada à DMRI, mas também pode ser secundária a outras condições, como trauma, CSC e pseudoxantoma elástico.

### REFERÊNCIAS

Keane PA, Patel PJ, Liakopoulos S, et al. Evaluation of age-related macular degeneration with optical coherence tomography. *Surv Ophthalmol*. 2012;57:389-414.

Roisman L, Zhang Q, Wang RK, et al. optical coherence tomography angiography of asymptomatic neovascularization in intermediate age-related macular degeneration. *Ophthalmology*. 2016;123(6):1309-1319. doi: 10.1016/j. ophtha.2016.01.044.

### BIBLIOGRAFIA

Freund KB, Zweifel SA, Engelbert M. Do we need a new classification for choroidal neovascularization in age-related macular degeneration? *Retina*. 2010;30(9):1333-1349.

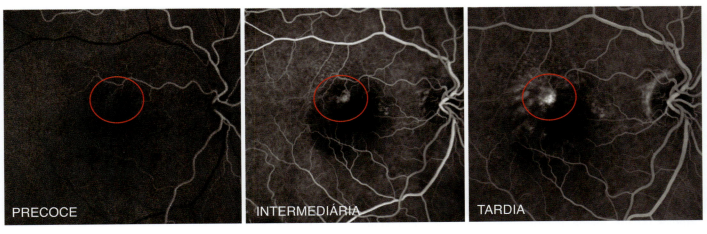

**FIG. 1**. A angiofluoresceinografia mostra hiperfluorescência progressiva, com acúmulo de corante dentro de um PED fibrovascular circundado por fluorescência pontilhada com margens pouco claras. Esta é a apresentação angiográfica característica da NVC do tipo 1.

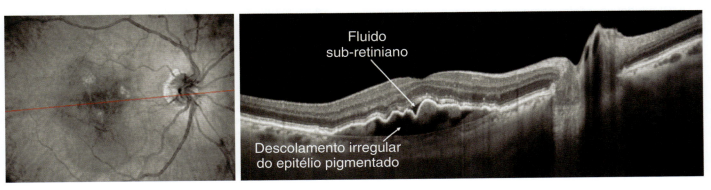

**FIG. 2**. OCT correspondente ao olho representado na Figura 1. O *scan* linear mostra um PED irregular, que é característico de uma lesão de NVC tipo 1. A refletividade interna heterogênea do PED e a presença de líquido sub-retiniano também sugerem que esta é uma NVC ativa (exsudativa) do tipo 1.

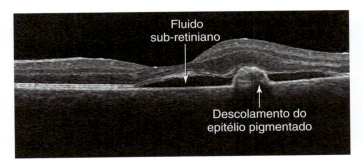

**FIG. 3**. O *scan* linear da OCT mostra um pequeno PED com refletividade interna relativamente heterogênea que está associada ao fluido sub-retiniano, característico da NVC do tipo 1 ativa (exsudativa).

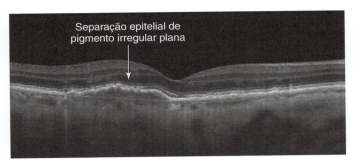

**FIG. 4**. O *scan* linear da OCT mostra uma característica PED irregular e plana de uma NVC do tipo 1. Também é vista a natureza empilhada do material dentro da NVC. A presença de fendas de fluido dentro do PED (não presente aqui) é muito sugestiva de uma lesão ativa do tipo 1.

# Neovascularização de Coroide do Tipo 2

A. Yasin Alibhai | Daniela Ferrara

**6.2.2**

## Resumo

A NVC do tipo 2 estende-se através do espaço sub-retiniano, entre a retina neurossensorial e o EPR. Caracteriza-se na angiografia fluoresceínica como "NVC clássica", mostrando, nas fases iniciais da angiografia, o contorno fino dos neovasos, e nos estágios tardios, marca da hiperfluorescência por vazamento abundante (Fig. 1). Na OCT, a NVC do tipo 2 geralmente se manifesta como material hiper-refletivo sub-retiniano (Fig. 2) (Freund et al., 2010).

A NVC do tipo 2 comumente ocorre em associação com a DMRI exudativa, assim como em pacientes com defeitos adquiridos no complexo EPR-Bruch, como miopia patológica, retinocoroidite, trauma, tumores coroidais, anomalias do disco óptico e outras condições primárias (Shah et al., 2014). Esses defeitos adquiridos fornecem um caminho de menor resistência ao crescimento de vasos sanguíneos anormais e servem como um ponto de entrada no espaço sub-retiniano. Dependendo da causa, a NVC do tipo 2 pode ocorrer em associação com a NVC do tipo 1, formando um complexo neovascular misto. Nesse caso, PED irregular com interrupções visíveis no EPR é observado na OCT. Podem ocorrer ainda hemorragia sub-retiniana associada, líquido sub-retiniano ou líquido intrarretinal (Fig. 3).

## Pontos-chave

- A NVC do tipo 2 é classificada com base em sua localização anatômica, estando presente abaixo da retina neurossensorial, mas acima do EPR.
- A NVC do tipo 2 pode ser secundária a DMRI ou resultado de defeitos adquiridos no complexo membrana de EPR – basal, como na miopia patológica, retinocoroidite, trauma, hamartomas coroidais e anomalias do disco óptico.
- Dependendo da causa, a NVC do tipo 2 pode ocorrer em associação com a NVC do tipo 1.

**REFERÊNCIAS**

Freund KB, Zweifel SA, Engelbert M. Do we need a new classification for choroidal neovascularization in age-related macular degeneration? *Retina*. 2010;30(9):1333-1349.

Shah VP, Shah SA, Mrejen S, et al. Subretinal hyperreflective exudation associated with neovascular age-related macular degeneration. *Retina*. 2014;34:1281-1288.

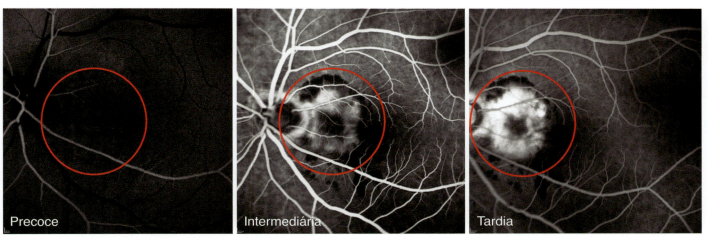

**FIG. 1**. A angiofluoresceinografia mostra na fase inicial o contorno fino do NVC acima do EPR e a hiperfluorescência acentuada na fase tardia, secundária a vazamentos profusos típicos da NVC clássica.

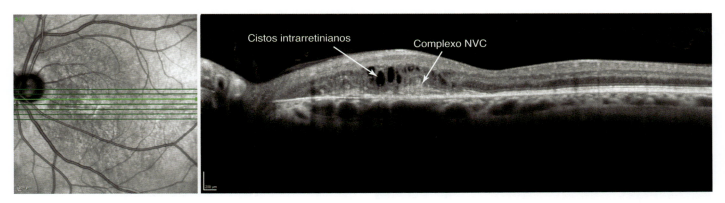

**FIG. 2**. OCT correspondente ao olho representado na Figura 1. Existe material hiper-refletivo sub-retiniano correspondente ao complexo NVC tipo 2 localizado acima do EPR dividido. Cistos intrarretinianos também estão presentes.

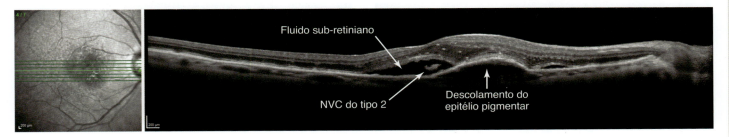

**FIG. 3**. OCT de uma lesão mista NVC mostrando o componente do tipo 2. Existe um PED com fluido sub-retiniano.

# Neovascularização de Coroide do Tipo 3

A. Yasin Alibhai | Daniela Ferrara

**6.2.3**

## Resumo

A NVC do tipo 3 resulta da proliferação de vasos sanguíneos anormais das profundezas do tecido retiniano. Esses novos vasos intrarretinianos são também conhecidos como RAP (do inglês, *retinal angiomatous proliferation*). A NVC do tipo 3 pode crescer dentro da retina neurossensorial ou descer em direção à coroide, formando anastomoses coriorretinianas. A NVC do tipo 3, em geral, ocorre secundariamente a DMRI, em olhos com drusas moles confluentes (Fig. 1).

Na OCT, a neovascularização intrarretiniana é tipicamente associada a alterações intrínsecas do líquido intrarretiniano e císticas intrarretinianas, assim como, ocasionalmente, ao líquido sub-retiniano (Fig. 2). Material hiper-refletivo abaixo da retina neurossensorial também pode estar presente. A anastomose coriorretiniana resulta em PED irregular (Fig. 3).

As NVCs do tipo 3 são particularmente responsivas aos agentes anti-VEGFs. É bastante comum o colapso de um PED levar à atrofia.

## Pontos-chave

- NVC do tipo 3 corresponde ao RAP. Este subtipo de NVC se origina dentro da retina e acaba evoluindo com anastomose coriorretiniana.
- A NVC do tipo 3 é secundária à AMD exsudativa.
- Na OCT, a NVC do tipo 3 é comumente associada ao acúmulo de líquido intrarretiniano e líquido sub-retiniano.
- A atrofia do EPR geralmente se desenvolve após o colapso de um PED associado.

### BIBLIOGRAFIA

Freund KB, Ho IV, Barbazetto IA, et al. Type 3 neovascularization: the expanded spectrum of retinal angiomatous proliferation. *Retina*. 2008;28:201-211.

Yannuzzi LA, Negrao S, Iida T, et al. Retinal angiomatous proliferation in age-related macular degeneration. *Retina*. 2001;21:416-434.

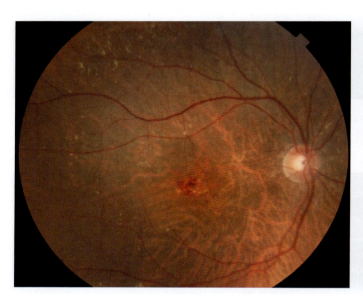

**FIG. 1**. Retinografia colorida de um olho com proliferação angiomatosa da retina (RAP), ou NVC do tipo 3, mostra uma área de hemorragia sub-retiniana. Pseudodrusas reticulares também estão presentes.

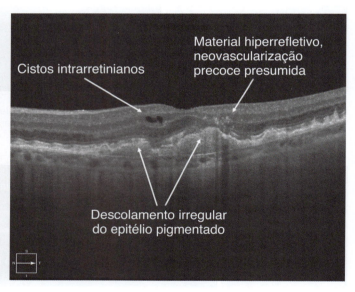

**FIG. 3**. Retinografia colorida de um olho com proliferação angiomatosa da retina (RAP), ou NVC do tipo 3, mostra uma área de hemorragia sub-retiniana. Pseudodrusas reticulares também estão presentes.

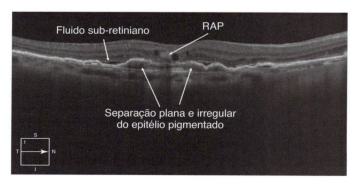

**FIG. 2**. OCT de uma lesão de NVC do tipo 3. Existe uma área de hiper-refletividade na retina externa sobreposta ao DEP. Alterações císticas intrarretinianas também estão presentes. Pseudodrusas reticulares são observadas na área macular ao redor.

# Hemorragia Sub-retiniana

A. Yasin Alibhai | Daniela Ferrara

## 6.2.4

## Resumo

A hemorragia sub-retiniana (HSR) pode ser causada por várias anormalidades vasculares da retina e da coroide. No entanto, a causa mais comum das que envolvem a mácula é a NVC secundária à DMRI. A HSR pode variar em tamanho e distribuição. A aparência clínica é de uma área vermelha escura com vasos retinianos normais e margens bem demarcadas (Fig. 1). Também pode haver hemorragia vítrea intrarretiniana, associada à ruptura. Grandes hemorragias submaculares tendem a ter pior prognóstico, independentemente de qualquer tentativa de intervenção. Danos aos fotorreceptores são uma consequência da natureza tóxica do sangue e seus componentes (ferro, hemossiderina e fibrina) dentro dos espaços sub-retinianos, forças totais criadas pela retração do coágulo e separação física da camada do EPR. Isso pode resultar em atrofia e formação de cicatriz disciforme, independentemente do tipo de tratamento. No exame clínico ou nas retinografias, é difícil diferenciar a hemorragia da HSR da sub-EPR, embora esta última tenda a ser mais escura devido ao EPR subjacente.

Na OCT, a hemorragia sub-retiniana aparece como um material hiper-refletivo, opticamente denso, acumulado sob a retina neurossensorial (Fig. 2). Dependendo da causa, ela pode estar associada às mudanças adicionais — por exemplo, descolamento do epitélio pigmentado secundário à NVC do tipo 1.

## Pontos-chave

- Na OCT, uma hemorragia sub-retiniana (HSR) aparece como material hiper-refletivo sob a retina neurossensorial.
- A causa mais comum de HSR é a NVC secundária à DMRI; outras causas incluem miopia, trauma, estrias angioides e histoplasmose.
- O tamanho da HSR pode variar; hemorragias maiores estão associadas a um pior prognóstico visual.

### BIBLIOGRAFIA

Bressler NM, Bressler SB, Fine SL. 4th ed. Schachat Andrew SP, editor. *Neovascular (Exudative) Age-Related Macular Degeneration in Retina*, Vol. II. Elsevier, Mosby; 2006 [Chapter 61].

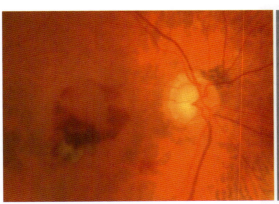
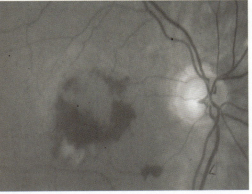

**FIG. 1**. Retinografia colorida e fotografia em *red-free* de hemorragia sub-retiniana. Note a cor escura do sangue.

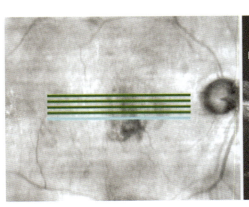
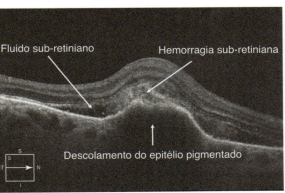

**FIG. 2**. OCT correspondente ao olho representado na Figura 1 mostra hemorragia sub-retiniana e fluido sub-retiniano com um descolamento do epitélio pigmentado associado.

# Cicatriz Disciforme

## 6.2.5

A. Yasin Alibhai | Daniela Ferrara

## Resumo

Uma cicatriz disciforme representa o estágio final de uma lesão de NVC. O tecido fibrovascular se desenvolve dentro da membrana de Bruch, o espaço sub-retiniano e o espaço do epitélio pigmentado sub-retiniano. O EPR sofre espessamento dentro e ao redor da área de cicatrização e a degeneração cística da retina suprajacente resulta em perda de fotorreceptores (Fig. 1). Embora essas cicatrizes muitas vezes sejam consideradas estáveis, a atividade da doença ainda pode persistir em uma lesão adjacente à NVC, sendo a hemorragia e a exsudação recorrentes os sinais mais comuns de atividade.

Na OCT, uma cicatriz disciforme aparece como tecido hiper-refletivo com bordas distintas, sob a retina neurossensorial. Atenuação ou perda completa das camadas retinianas externas, especialmente a camada de fotorreceptores, é comumente vista acima da cicatriz disciforme. Espaços císticos intrarretinianos podem estar presentes como resultado da degeneração da retina (Fig. 2).

## Pontos-chave

- A cicatriz disciforme representa o estágio final da NVC.
- Aparece como material sub-retiniano hiper-refletivo na OCT.

### BIBLIOGRAFIA

Spaide RF. Clinical manifestations of choroidal neovascularization in AMD. In: Holz FG, Pauleikhoff D, Spaide RF, Bird AC, editors. *Age-Related Macular Degeneration*. 3rd ed. Berlin, Heidelberg: Springer Berlin Heidelberg; 2013.

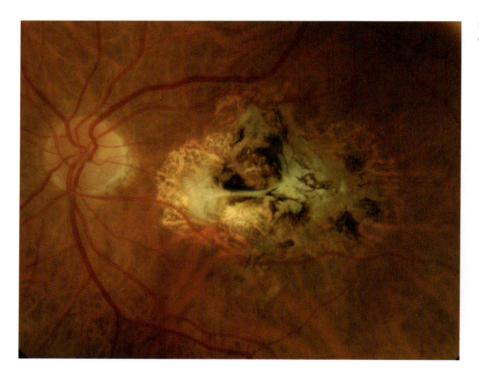

**FIG. 1**. Retinografia colorida de uma cicatriz disciforme sub-retiniana de NVC secundária à DMRI.

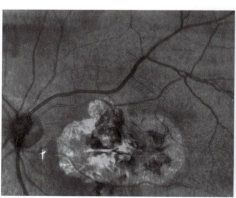

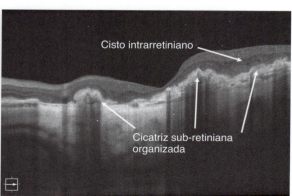

**FIG. 2**. OCT correspondente à cicatriz disciforme vista na Figura 1. Material hiper-refletivo está presente no espaço sub-retiniano que corresponde à cicatriz sub-retiniana organizada. Note a perda da camada de fotorreceptores acima da cicatriz e alterações císticas intrarretinianas degenerativas não associadas à atividade da NVC. Há sombreamento abaixo da cicatriz.

# Ruptura do Epitélio Pigmentado da Retina

### 6.2.6

A. Yasin Alibhai | Daniela Ferrara

## Resumo

As rupturas do epitélio pigmentado da retina (EPR) desenvolvem-se como uma consequência de descolamentos de epitélio pigmentado (PED), secundário a NVC, lesões da proliferação angiomatosa da retina (RAP) ou vasculopatia polipoidal da coroide (VPC). Podem ocorrer sem tratamento para NVC ou após terapia com laser térmico, terapia fotodinâmica ou terapia antifator de crescimento vascular endotelial (anti-VEGF). Acredita-se que os mecanismos por trás de uma ruptura do EPR sejam resultado de duas forças opostas: tração da contração da NVC e EPR ainda aderido. Uma vez que uma ruptura do EPR envolvendo a fóvea geralmente ocasiona um resultado visual devastador, os marcadores prognósticos que são preditivos de rupturas do EPR têm sido pesquisados. Estudos demonstraram que os PEDs medindo mais de 400 μm de altura apresentam maior risco de evoluir para rupturas do EPR.

Na OCT, as rupturas do EPR aparecem como tecido hiper-refletivo enrolado sob a retina neurossensorial, com uma borda livre de EPR "ondulado" nas margens de uma área com membrana de Bruch exposta e ausência de EPR sobreposta (Fig. 1). As camadas externas da retina neurossensorial podem ter aparência normal ou podem ser adelgaçadas.

## Pontos-chave

- Rupturas do EPR desenvolvem-se como resultado de PED secundário para NVC.
- Na OCT, as rupturas do EPR aparecem como tecido hiper-refletivo enrolado sob a retina neurossensorial e adjacente a uma área com perda total de EPR.

### BIBLIOGRAFIA

Chan CK, Abraham P, Meyer CH, et al. Optical coherence tomography-measured pigment epithelial detachment height as a predictor for retinal pigment epithelial tears associated with intravitreal bevacizumab injections. *Retina*. 2010;30:203-211.

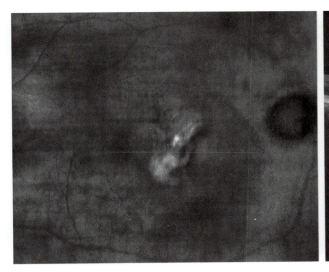 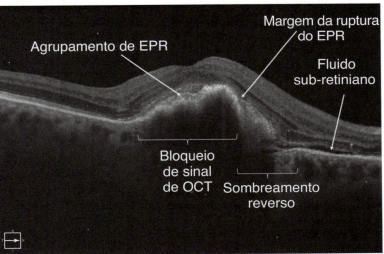

**FIG. 1.** OCT através de uma área de hemorragia retiniana mostra uma ruptura do EPR. A ausência do EPR na região da ruptura permite uma penetração mais profunda do sinal da OCT, criando o sinal característico de "sombreamento reverso" (ou "hipertransmissão"). O EPR é enrolado onde ainda está presente, resultando em bloqueio de sinal de OCT e visibilidade reduzida de estruturas mais profundas.

# Vasculopatia Polipoidal da Coroide

A. Yasin Alibhai | Daniela Ferrara

6.2.7

## Resumo

A vasculopatia polipoidal da coroide (VPC) manifesta-se como uma variante da NVC do tipo 1, mais comumente ocorrendo em indivíduos afro-americanos ou asiáticos. Sua causa ainda não é totalmente compreendida, e muitos autores a consideram uma variante da DMRI. No entanto, pode apresentar-se como uma entidade clínica distinta, sem as características clínicas típicas da DMRI ou em conjunto com os achados clínicos típicos (drusas, alterações pigmentares) (Fig. 1). As lesões de VPC são caracterizadas por complexos vasculares em forma de pólipo localizados abaixo do EPR.

Os achados típicos da OCT incluem múltiplos PEDs grandes com fluido sub-retiniano associado. Esses PEDs podem ter, aderidos à superfície posterior, cavidades ovais arredondadas com bordas hiper-refletivas representando as lesões polipoidais (Fig. 2). Os exsudatos associados à VPC aparecem como manchas intrarretinianas hiper-refletivas visíveis nos scans lineares da OCT. Muitas vezes, um PED grande é adjacente a um PED menor e plano, ou adjacente ao EPR elevado, com tecido subjacente moderadamente hiper-refletivo, representando a rede vascular ramificada que supostamente alimenta os pólipos (Fig. 3). Material hiper-refletivo sub-retiniano também pode ser observado em alguns casos. A OCT estrutural é particularmente útil no diagnóstico de VPC e para documentar toda a extensão da lesão. A angiografia por OCT pode não documentar bem as lesões de VPC. Em casos desafiadores ou atípicos, a imagem multimodal pode ser útil no diagnóstico diferencial de VPC, especialmente na angiografia com indocianina verde (ICGA) (Fig. 4).

## Pontos-chave

- VPC apresenta uma variante da NVC do tipo 1.
- Achados típicos da OCT de lesões de VPC incluem múltiplos PEDs.
- Pólipos ovais redondos podem ser aderidos à superfície posterior de PED associado.
- Uma rede vascular de ramificação pode ser vista subjacente a um PED adjacente ao pólipo, que é particularmente bem visualizado na OCT estrutural.

### BIBLIOGRAFIA

Alasil T, Ferrara D, Adhi M, et al. En face imaging of the choroid in polypoidal choroidal vasculopathy using swept-source optical coherence tomography. *Am J Ophthalmol*. 2015;159(4):634-643. doi: 10.1016/j.ajo.2014.12.012.

Yannuzzi LA, Sorenson J, Spaide RF, et al. Idiopathic polypoidal choroidal vasculopathy (IPCV). *Retina*. 1990;10:1-8.

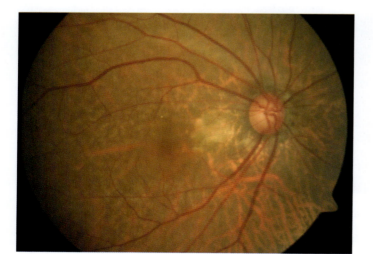

**FIG. 1.** Retinografia colorida de um olho com uma lesão de VPC peripapilar que tem acúmulo de líquido sub-retiniano. Pseudodrusas reticulares também são observadas.

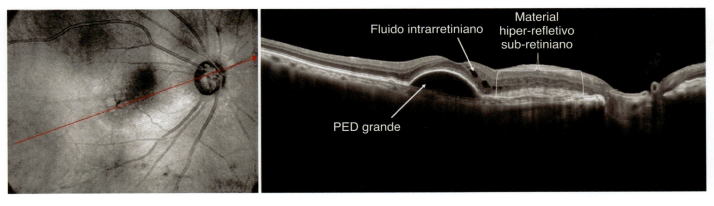

**FIG. 2.** OCT correspondente às Figuras 1 e 2. A OCT mostra um PED grande com hiporrefletividade interna adjacente a um PED plano com hiper-refletividade interna heterogênea em que se observa um lúmen vascular. O líquido intrarretiniano sobrejacente está presente, e o material hiper-refletivo sub-retiniano está associado ao PED.

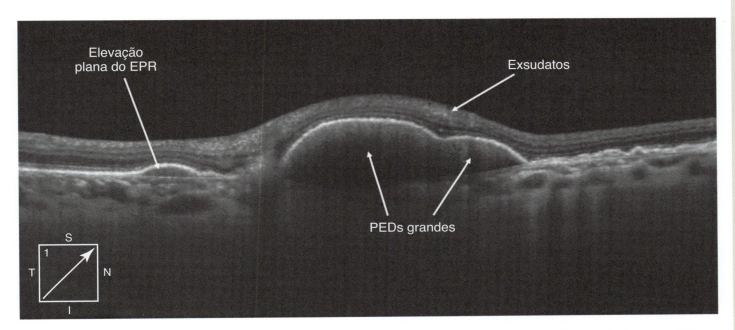

**FIG. 3.** OCT mostra vários PEDs grandes adjacentes a um PED raso. A rede vascular de ramificação normalmente está dentro da elevação do EPR superficial e fornece os pólipos sob os PEDs grandes.

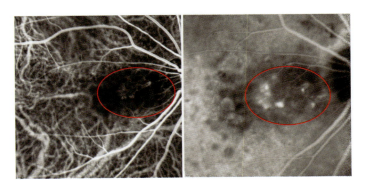

**FIG. 4.** A ICGA corresponde ao olho representado na Figura 1. A imagem de fase inicial (esquerda) mostra uma rede vascular ramificada (círculo vermelho), e a imagem de quadro tardio mostra pólipos hiperfluorescentes, coerentes com o diagnóstico de VPC.

# Aderência Vitreomacular | 7.1
Darin R. Goldman

## Resumo

Durante a evolução normal da separação vitreomacular relacionada à idade, as áreas de vítreo podem permanecer ligadas à mácula (Capítulo 27.1). A aderência vitreomacular representa um estado fisiológico normal da interface vitreomacular (Fig. 1). O grau de aderência pode variar de focal a extenso (Figs. 2 e 3). Esse achado benigno se distingue do estado patológico da tração vitreomacular (Capítulo 7.2) que tem como resultado a falha de distorção ou disrupção das camadas retinianas associadas (ou não) ao impacto na visão. A presença de aderência vitreomacular pode ser útil para determinar o risco futuro de distúrbios da interface vitreomacular.

## Principais Achados na OCT

- A aderência vitreomacular pode ser focal ou ampla.
- A aderência vitreomacular é um achado fisiológico benigno (Fig. 4) que deve ser distinguido de um quadro similar, mas, muitas vezes patológico, de alterações da interface vitreomacular.
- Em um paciente com história de buraco macular de espessura total (BMET) em um olho, se a aderência vitreomacular estiver presente no outro olho, existe um risco para a futura formação de BMET naquele olho.

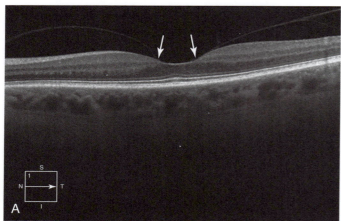

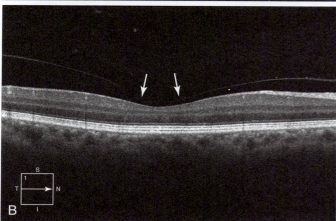

**FIG. 1A e B.** A aderência vitreomacular focal está presente sobrejacente à mácula central. A hialoide posterior é vista inserindo-se próximo às bordas da fóvea (*setas*) sem qualquer distúrbio do contorno foveal normal.

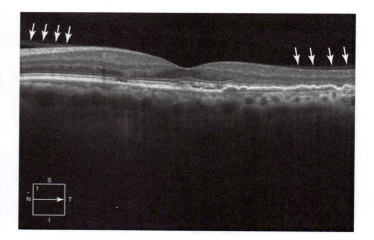

**FIG. 2.** A aderência vitreomacular extensa está presente em toda a mácula. A face posterior da hialoide se mistura, quase imperceptivelmente, com a superfície da mácula (*setas*). Este olho posteriormente desenvolveu tração vitreomacular com um FTMH.

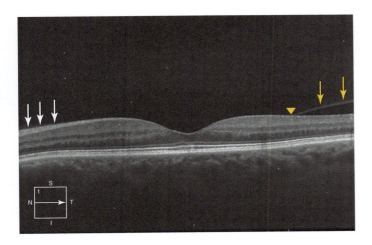

**FIG. 3.** Aderência vitreomacular extensa começando a liberar. Nasalmente a hialoide posterior ainda está aderida à superfície macular (*setas brancas*). Temporalmente, a hialoide posterior começou a se liberar da mácula em um ponto focal (*ponta de seta amarela*), além de onde há liberação da aderência (*setas amarelas*).

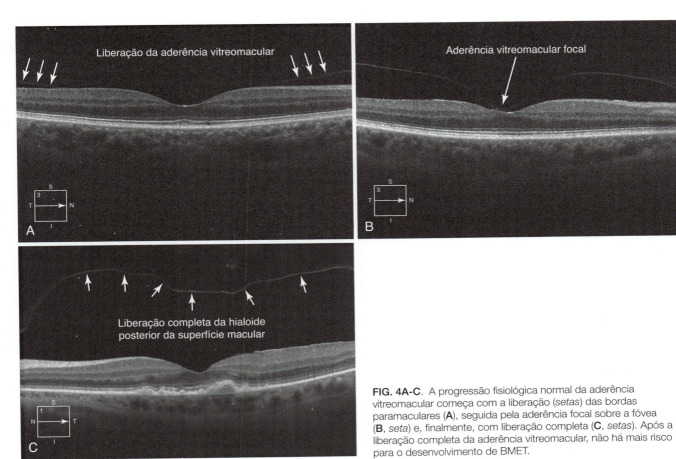

**FIG. 4A-C.** A progressão fisiológica normal da aderência vitreomacular começa com a liberação (*setas*) das bordas paramaculares (**A**), seguida pela aderência focal sobre a fóvea (**B**, *seta*) e, finalmente, com liberação completa (**C**, *setas*). Após a liberação completa da aderência vitreomacular, não há mais risco para o desenvolvimento de BMET.

# Tração Vitreomacular
Darin R. Goldman

## 7.2

## Resumo

A síndrome de tração vitreomacular (TVM) se enquadra na ampla categoria de distúrbios da interface vitreomacular. A TVM ocorre quando a hialoide posterior falha em separar-se normalmente da superfície macular central durante o descolamento do vítreo posterior anormal (Figs. 1–7). O grau de tração sobre a fóvea varia de um ponto focal a uma área extensa. Os efeitos secundários na mácula incluem a distorção das camadas retinianas, o edema macular cistoide e o fluido sub-retiniano (Fig. 6). A deficiência visual pode variar de leve a grave. A TVM geralmente se libera espontaneamente; portanto, um período inicial de observação é geralmente orientado. No entanto, a TVM também pode piorar ou progredir para um buraco lamelar ou BMET (Figs. 4 e 5). Intervenções farmacológicas ou cirúrgicas devem ser consideradas se os sintomas se tornarem muito incômodos ao paciente.

## Principais Achados na OCT

- A TVM é devido a uma forte adesão focal anormal da hialoide posterior à mácula.
- A TVM distingue-se na OCT pela disrupção do contorno macular normal num ponto focal com inserção vítrea sobrejacente.
- A TVM pode se resolver espontaneamente ou progredir para sequelas visualmente significativas, incluindo buraco macular lamelar e BMET.

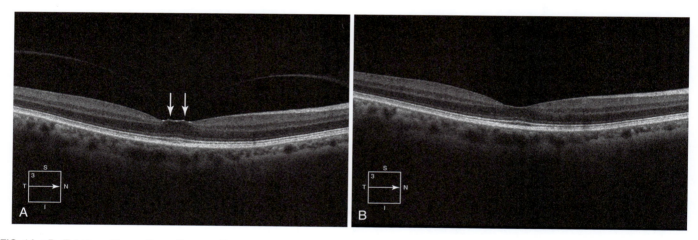

**FIG. 1A e B.** TVM leve (**A**) com liberação espontânea com o tempo, deixando um contorno macular normal (**B**).

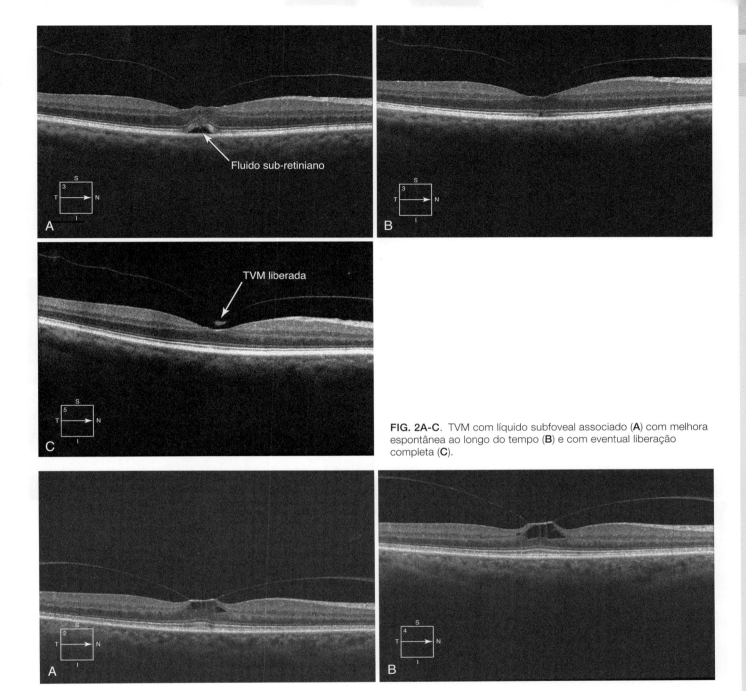

FIG. 2A-C. TVM com líquido subfoveal associado (A) com melhora espontânea ao longo do tempo (B) e com eventual liberação completa (C).

FIG. 3A e B. TVM associado a alterações na fóvea semelhantes às da esquise tracional (A) que pioram com o tempo (B). A intervenção pode ser considerada, dependendo das queixas visuais.

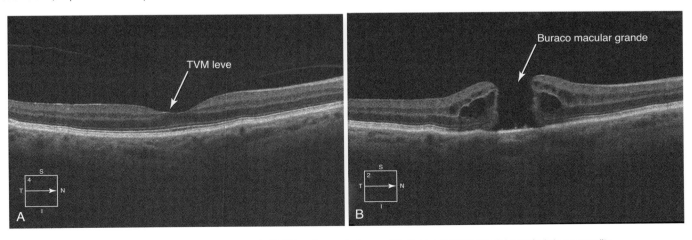

FIG. 4A e B. TVM leve (A) pode progredir para um grande BMET ao longo do tempo (B). Esta evolução não foi possível de ser predita.

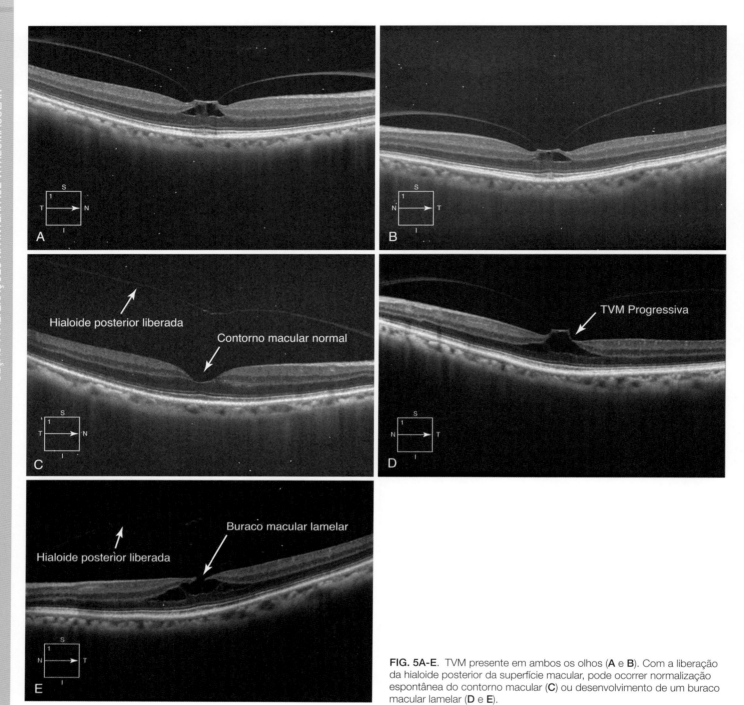

**FIG. 5A-E.** TVM presente em ambos os olhos (**A** e **B**). Com a liberação da hialoide posterior da superfície macular, pode ocorrer normalização espontânea do contorno macular (**C**) ou desenvolvimento de um buraco macular lamelar (**D** e **E**).

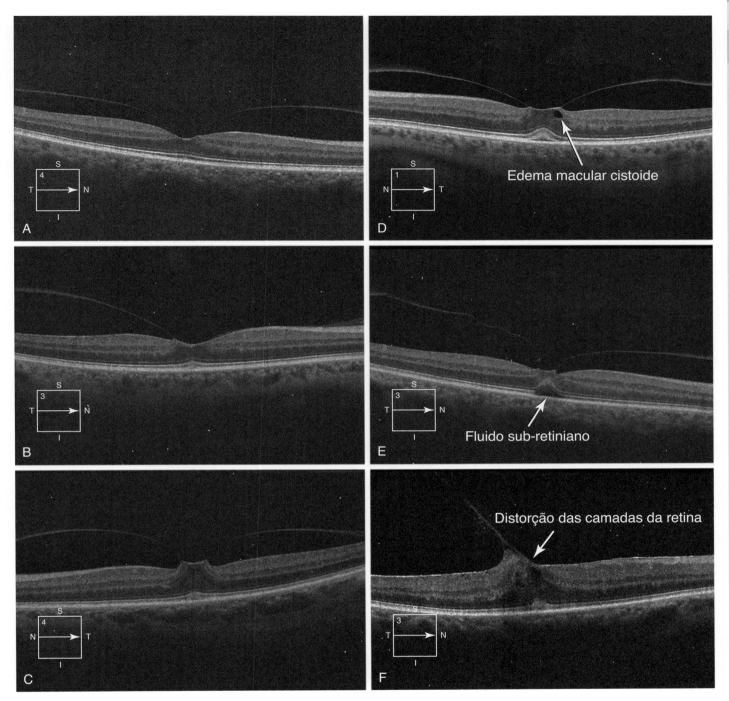

**FIG. 6A-F.** TVM leve (**A**), moderada (**B**) e grave (**C**) com aderência focal sobre a fóvea. A TVM pode estar associada ao edema macular cistoide (**D**), líquido sub-retiniano (**E**) e distorção das camadas retinianas (**F**).

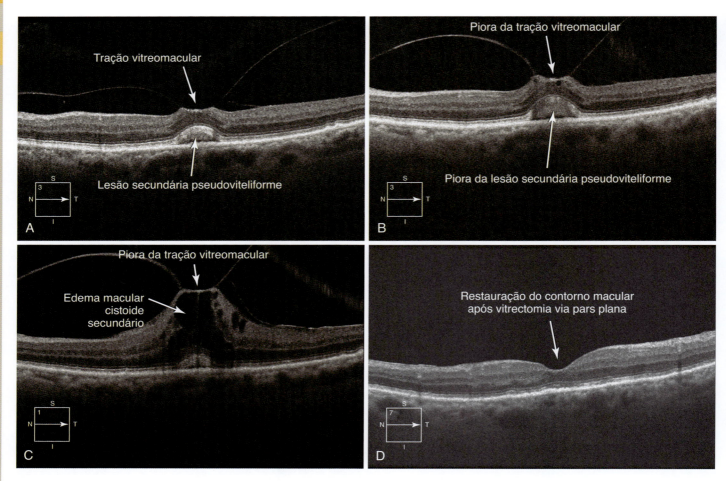

**FIG. 7A-D.** A TVM pode piorar significativamente ao longo do tempo (**A–C**). Este paciente foi submetido à vitrectomia via pars plana; no pós-operatório, o paciente teve uma dramática normalização do contorno macular e uma melhora significativa na acuidade visual (**D**).

# Buraco Macular de Espessura Total 7.3
Darin R. Goldman

## Resumo

Normalmente, com o envelhecimento, ocorre liquefação progressiva do corpo vítreo e eventual separação completa do hialoide posterior da mácula durante o descolamento do vitreo posterior. Os BMETs tipicamente se desenvolvem em um indivíduo predisposto que tem uma aderência anormalmente forte entre o vítreo e a mácula central (Figs. 1–7). Nessas pessoas, durante a evolução do descolamento do vítreo posterior, a tração focal na fóvea resulta no desenvolvimento de um defeito ou buraco de espessura total. Os BMETs são descritos com base no diâmetro e na presença ou ausência de TVM de acordo com o Sistema Internacional de Classificação da Tração Vitreomacular (Duker et al., 2013).

## Pontos-chave

- Os BMETs pequenos têm um diâmetro de 250 μm ou menos (Figs. 1–3).
- BMETs médios têm um diâmetro entre 250 e 400 μm (Fig. 4).
- Grandes BMETs têm um diâmetro maior que 400 μm (Figs. 5 e 6).
- A presença ou a ausência de TVM são importantes na classificação dos BMETs.
- O tamanho de um BMET é determinado com base na largura do menor orifício no ponto mais estreito da retina média (Figs. 1, 4 e 5).

### REFERÊNCIA
Duker JS, Kaiser PK, Binder S, et al. The International Vitreomacular Traction Study Group classification of vitreomacular adhesion, traction, and macular hole. *Ophthalmology*. 2013;120(12):2611-2619.

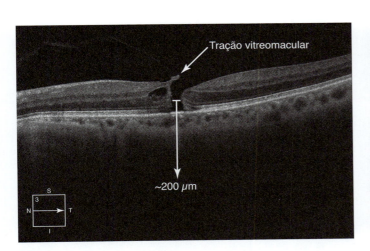

FIG. 1. Um pequeno BMET (~ 200 μm de diâmetro) com TVM.

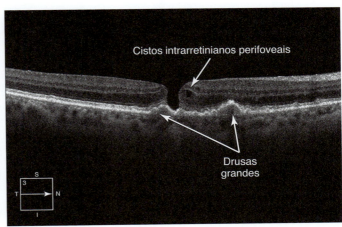

FIG. 2. Um pequeno BMET sem TVM. Há cistos intrarretinianos perifoveais mínimos, cuja escassez sugere que esse buraco é de duração mais crônica. Coincidentemente há a presença de grandes drusas.

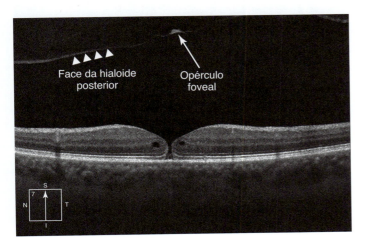

FIG. 3. Um pequeno BMET sem TVM. A face da hialoide posterior e um opérculo foveal são visíveis no topo da imagem.

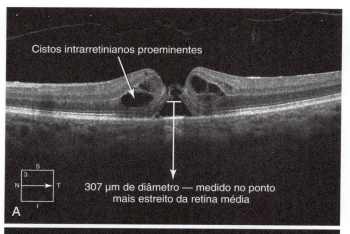

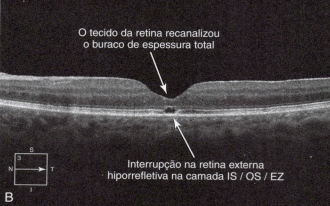

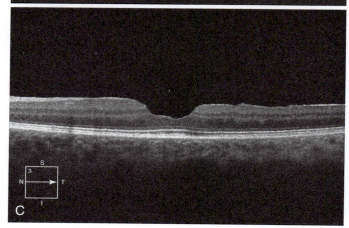

FIG. 4A-C. (A) BMET sem TVM. Essa imagem fornece um bom exemplo do local adequado para medir a abertura de um buraco macular — a largura do menor orifício no ponto mais estreito da retina média. Cistos intrarretinianos proeminentes na borda do orifício sugerem que esse orifício é de início relativamente agudo. (B) Aparência típica 2 semanas após vitrectomia via pars plana com *peeling* de membrana limitante interna e tamponamento de gás (correspondente a A). A depressão foveal retornou; contudo, uma cavidade retiniana externa hiporrefletiva está presente. (C) Aspecto típico 6 meses após a cirurgia, em que o contorno foveal é bem definido, embora ainda um tanto irregular e as camadas retinianas externas voltaram completamente e são contínuas. *EZ*, zona elipsoide.

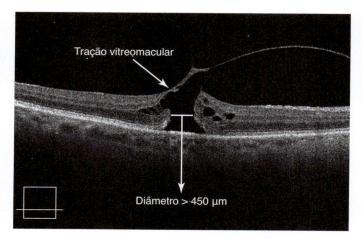

FIG. 5. Um grande BMET com TVM.

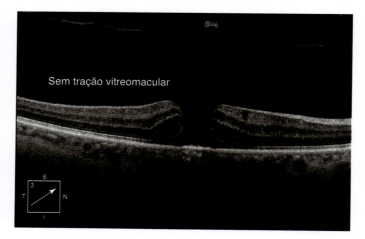

FIG. 6. Um grande BMET sem TVM.

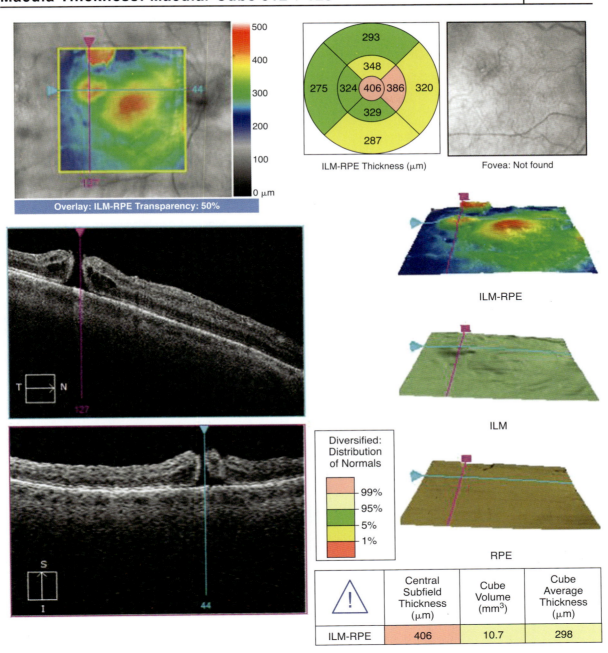

**FIG. 7**. Um mapa volumétrico ilustra um BMET excêntrico superotemporal à fóvea. Isso foi observado em um paciente após a vitrectomia via pars plana com *peeling* de membrana epirretiniana, presumivelmente iatrogênica. Nenhum tratamento adicional foi realizado, o paciente estava assintomático e o buraco permaneceu estável por um longo período.

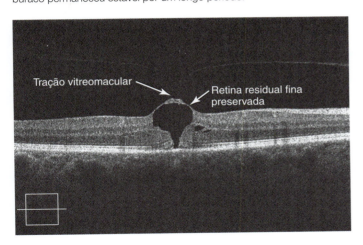

**FIG. 8**. Esta anormalidade vitreomacular se encaixa em algum lugar entre TVM e um início BMET. Uma camada de retina interna claramente ainda está intacta, mas com o tempo seria esperado que ela progredisse para um defeito de espessura total. Este caso ajuda a ilustrar a natureza dinâmica do TVM e dos buracos maculares. ILM, membrana limitante interna; EPR, epitélio pigmentado da retina.

# Buraco Macular Lamelar

Darin R. Goldman

**7.4**

## Resumo

Um buraco macular lamelar, ou defeito, resulta de uma variedade de causas, tais como não evolução do buraco macular de espessura total (BMET) ou formação da membrana epirretiniana (MER) que causa a perda parcial da espessura das camadas maculares internas envolvendo a fóvea. Historicamente, esse era um diagnóstico clínico mal definido; tornou-se mais claramente definido com a OCT. A aparência característica na OCT é de um defeito foveal interno irregular, em forma de bigorna, sem perda das camadas retinianas externas (Figs. 1–4). Alterações semelhantes à esquise também podem ser vistas entre as camadas interna e externa da retina. As MERs associadas são comuns. O buraco macular lamelar pode ser distinguido do "pseudoburaco macular", pois não há perda de tecido foveal no último (Capítulo 7.5). A acuidade visual geralmente permanece boa.

## Principais Achados na OCT

- Características da OCT da foveal do buraco macular lamelar incluem o seguinte (Witkin, 2006):
  - Contorno foveal irregular.
  - Defeito da fóvea interna.
  - Separação das camadas internas e externas da retina.
  - Falta de um defeito retiniano de espessura total.
- Os buracos maculares lamelares geralmente permanecem estáveis ao longo do tempo e o tratamento cirúrgico é raramente necessário.

### REFERÊNCIA

Witkin AJ, Ko TH, Fujimoto JG, et al. Redefining lamellar holes and the vitreomacular interface: an ultrahigh-resolution optical coherence tomography study. *Ophthalmology*. 2006;113(3):388-397.

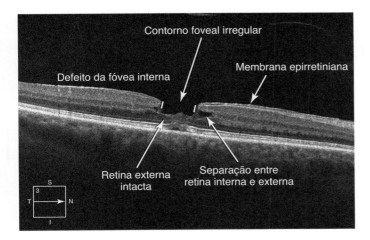

**FIG. 1.** Características comuns do buraco macular lamelar são descritas, incluindo um contorno foveal irregular, um defeito da fóvea interna (entre as barras), uma separação entre a retina interna e externa, e uma retina externa intacta (falta de buraco de espessura total). Há também uma MER associada, o que é comum.

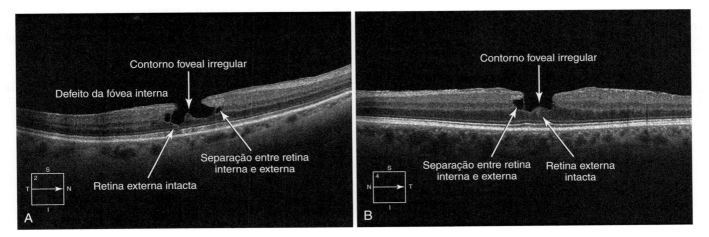

**FIG. 2 A e B.** Exemplos típicos adicionais de buraco macular lamelar, com características semelhantes às da Figura 1.

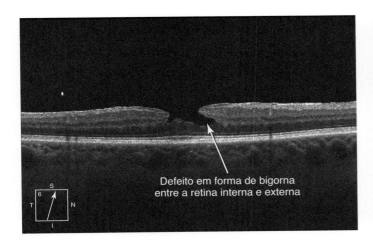

**FIG. 3.** Em um buraco macular lamelar, o defeito entre a retina interna e externa geralmente tem uma forma de bigorna. Esta área também pode ter fissuras do tipo esquise.

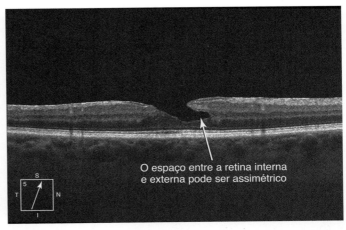

**FIG. 4.** Dependendo da imagem da OCT, o defeito entre a retina interna e externa em um buraco macular lamelar pode ser assimétrico.

# Membrana Epirretiniana | 7.5
Darin R. Goldman

## Resumo

O surgimento da MER é muito mais comum que a TVM ou buracos maculares lamelares, com uma prevalência superior a 30% (Meuer et al. 2015). As MERs podem ocorrer secundariamente a uma variedade de condições oculares, como uveíte, ruptura da retina e descolamento da retina. No entanto, frequentemente são idiopáticas. Nestes casos, nos quais o descolamento do vítreo posterior está geralmente presente, postula-se que a hialóide posterior residual forme um esqueleto para a proliferação de material celular na superfície da mácula. A MER aparece como uma lâmina fina, hiper-refletiva, que recobre a membrana limitante interna (Figs. 1–6). A MER leve pode causar pouca ou nenhuma distorção das camadas retinianas subjacentes e nenhum impacto na visão. Com uma proliferação mais grave, o contorno macular pode ser bastante alterado, com perda da depressão foveal e comprometimento resultante da acuidade visual (Fig. 7). Sintomas visuais associados podem incluir metamorfopsia, diminuição da acuidade visual, micropsia e diplopia monocular.

A maioria dos casos são leves e não requerem tratamento. Casos mais graves com deficiência visual podem requerer a remoção cirúrgica.

## Principais Achados na OCT

- A OCT é muito sensível na detecção das MERs, que aparece como uma membrana hiper-refletiva e espessa na superfície interna da mácula.
- A MER pode assumir um contorno enrugado ou ondulado na seção transversal.
- Na presença da MER, o contorno macular pode parecer normal ou tornar-se altamente desorganizado na OCT.

### REFERÊNCIA

Meuer SM, Myers CE, Klein BE, et al. The epidemiology of vitreoretinal interface abnormalities as detected by spectral-domain optical coherence tomography: the Beaver Dam Eye Study. *Ophthalmology*. 2015;122(4):787-795.

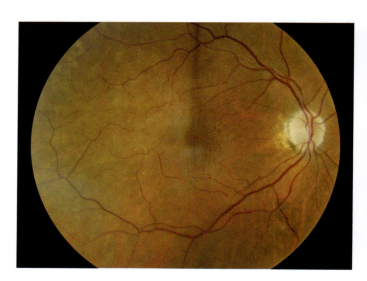

**FIG. 1.** Retinografia colorida mostrando a aparência macular típica de uma MER com brilho irregular, perda do reflexo foveal e distorção do padrão vascular normal.

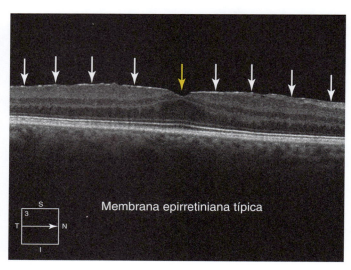

**FIG. 2.** OCT típicos de MER mostrando uma membrana fina híper-reflectiva sobre a superfície da mácula. O contorno suave normal da mácula é substituído por corrugações da superfície macular (*setas brancas*). Há perda da depressão foveal (*seta amarela*).

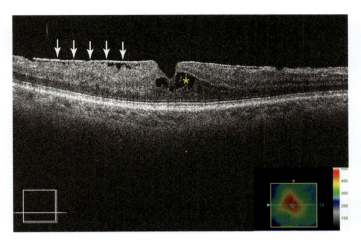

FIG. 3. Aparência típica da MER (*setas brancas*). Alterações esquise-like associadas estão presentes entre a retina interna e a externa (*asterisco*), semelhante à aparência de um buraco macular lamelar. O mapa de espessura correspondente mostra o espessamento da mácula central em uma forma irregular.

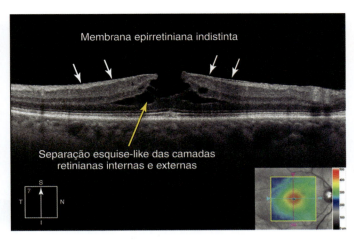

FIG. 4. A MER é um pouco indistinta (*setas brancas*) e está associada a uma importante esquise entre as camadas interna e externa da retina, um aparente efeito tracional. Isto poderia ser considerado um buraco macular lamelar por alguns sistemas de classificação.

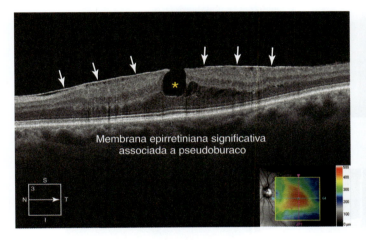

FIG. 5. Uma MER significativa (*setas*) associada com um pseudoburaco (*asterisco*). Não há perda de tecido retiniano, o que difere esta entidade do buraco macular lamelar.

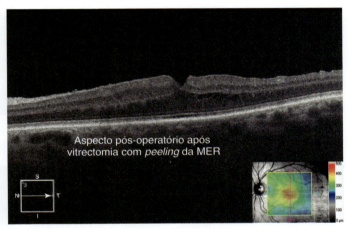

FIG. 6. Aspecto pós-operatório após vitrectomia com *peeling* da MER correspondendo ao caso pré-operatório apresentado na Figura 5.

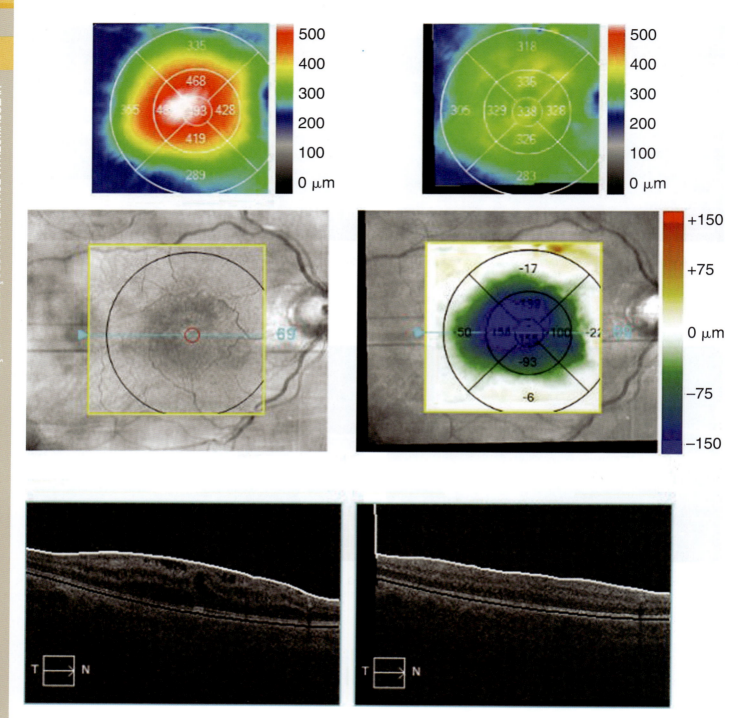

FIG. 7. Além dos B-scans, os mapas de espessura e diferença podem ser muito ilustrativos ao demonstrar as mudanças ao longo do tempo, embora a segmentação correta seja imperativa. Uma MER típica mostrada no pré-operatório (esquerda) e no pós-operatório após vitrectomia com *peeling* da membrana (direita). Os mapas de espessura (superior) mostram a normalização da espessura macular dentro da mácula central. O mapa da diferença (meio, à direita) mostra o grau correspondente de espessura reduzida. Os OCTs b-scan correspondentes também são apresentados (abaixo).

# Coriorretinopatia Serosa Central

Eduardo A. Novais | Luiz Roisman

**8.1**

## Resumo

A coriorretinopatia serosa central (CSC) é uma doença caracterizada pelo descolamento seroso da retina neurossensorial que ocorre em uma área de vazamento dos coriocapilares através do EPR (Hussain & Gass, 1998; Wang et al., 2008; Yap & Robertson, 1996). Sua frequência é de aproximadamente 10 casos por 100.000 e é seis vezes mais frequente em homens do que em mulheres (Hussain & Gass, 1998; Wang et al. 2008; Yap & Robertson, 1996). A idade do diagnóstico geralmente varia da terceira à quinta década (Hussain & Gass, 1998; Yap e Robertson, 1996). A fisiopatologia é desconhecida; entretanto, a teoria mais aceita afirma que a hiperpermeabilidade vascular da coroide leva à disfunção secundária do EPR sobreposto (Hussain e Gass, 1998; Yap e Robertson, 1996).

Personalidades tipo A, uso exógeno de esteroides e hipertensão arterial sistêmica são as associações mais comuns com o desenvolvimento de CSC (Hussain & Gass, 1998; Yap e Robertson, 1996). Os descolamentos de retina serosos geralmente se resolvem espontaneamente na maioria dos pacientes, e cerca de 80% a 90% deles retornam a uma visão de 20/25 ou melhor (Hussain & Gass, 1998; Wang et al., 2008; Yap & Robertson, 1996). Um subconjunto de pacientes pode ter descolamentos de retina serosos recorrentes ou crônicos, resultando em atrofia progressiva do EPR e perda visual permanente de 20/200 ou pior. Em casos recorrentes ou crônicos, a neovascularização de coroide (NVC) também pode se desenvolver (Hussain & Gass, 1998; Yap e Robertson, 1996).

A angiofluoresceinografia (AF) é atualmente considerada o padrão ouro para o diagnóstico e os achados variam desde áreas discretas de vazamento focal até defeitos difusos de EPR (Hussain & Gass, 1998; Yap e Robertson, 1996) (Fig. 1). A OCT tem desempenhado um papel cada vez mais importante no diagnóstico, prognóstico e acompanhamento de pacientes com CSC, especialmente considerando sua natureza não invasiva em comparação com AF (Iida, Hagimura, Sato, & Kishi, 2000; Piccolino et al., 2005; Yang, Jonas, & Wei, 2013). A OCT pode definir claramente a presença e quantificar as alterações nas áreas de PED e do fluido sub-retiniano (Fig. 2). A angiografia por OCT fornece a capacidade adicional de visualizar o comprometimento do fluxo dos coriocapilares e detectar a NVC secundária (Feucht et al., 2016; Shinojima et al., 2016).

## Principais Achados na OCT

- Descolamento macular seroso juntamente com.
- Descolamento do epitélio pigmentado da retina.
- Espessamento da coroide.
- Granulações retinianas externas (Figs. 2-4).
- Neovascularização coroidal secundária pode ser identificada na angiografia por OCT (Fig. 5).

### REFERÊNCIAS

Feucht N, Maier M, Lohmann CP, et al. OCT angiography findings in acute central serous chorioretinopathy. *Ophthalmic Surg Lasers Imaging Retina*. 2016;47:322-327.

Hussain D, Gass JD, Idiopathic central serous chorioretinopathy. . *Indian J Ophthalmol*. 1998;46:131-137.

Iida T, Hagimura N, Sato T, et al. Evaluation of central serous chorioretinopathy with optical coherence tomography. *Am J Ophthalmol*. 2000;129:16-20.

Piccolino FC, de la Longrais RR, Ravera G, et al. The foveal photoreceptor layer and visual acuity loss in central serous chorioretinopathy. *Am J Ophthalmol*. 2005;139:87-99.

Shinojima A, Kawamura A, Mori R, et al. Findings of optical coherence tomographic angiography at the choriocapillaris level in central serous chorioretinopathy. *Ophthalmologica*. 2016;236:108-113.

Wang M, Munch IC, Hasler PW, et al. Central serous chorioretinopathy. *Acta Ophthalmol*. 2008;86:126-145.

Yang L, Jonas JB, Wei W. Optical coherence tomography-assisted enhanced depth imaging of central serous chorioretinopathy. *Invest Ophthalmol Vis Sci*. 2013;54:4659-4665.

Yap EY, Robertson DM. The long-term outcome of central serous chorioretinopathy. *Arch Ophthalmol*. 1996;114:689-692.

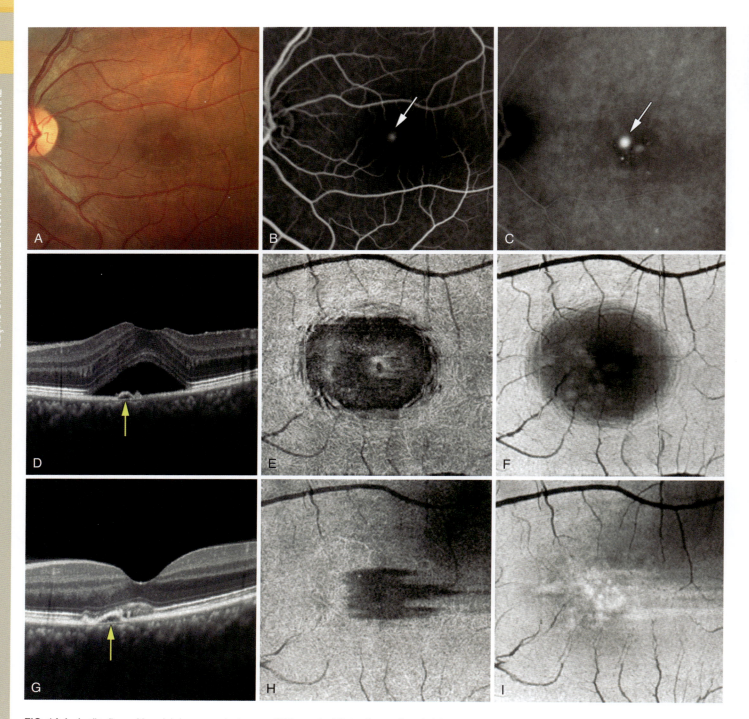

FIG. 1A-I. Avaliação multimodal de um paciente com CSC aguda. (A) A retinografia colorida mostra um descolamento de retina neurossensorial na fóvea. A angiografia com fluoresceína (B, seta), e a angiografia com indocianina verde indicam um vazamento em "mancha de tinta" (C, seta branca). (D) OCT B-scan linear mostra descolamento seroso da retina neurossensorial e descolamento de epitélio pigmentado (PED) seroso (seta amarela). OCT en face segmentada na membrana plexiforme interna (MPI) (E) e EPR (F) mostram uma área circular hiporrefletiva correspondente à perda de sinal secundária ao bloqueio do líquido sub-retiniano. (G) OCT B-scan no follow-up mostra regressão do líquido sub-retiniano com persistência do PED seroso (seta amarela). (H) OCT en face no follow-up segmentada ao nível da MPI. (I) EPR mostra regressão da área hiporrefletiva.

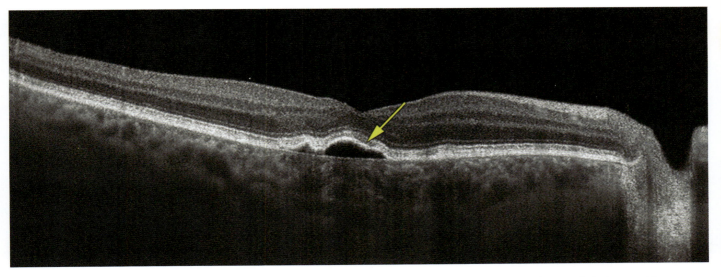

**FIG. 2.** OCT B-*scan* de um paciente com coriorretinopatia serosa central, associada ao descolamento do epitélio pigmentado (*seta amarela*).

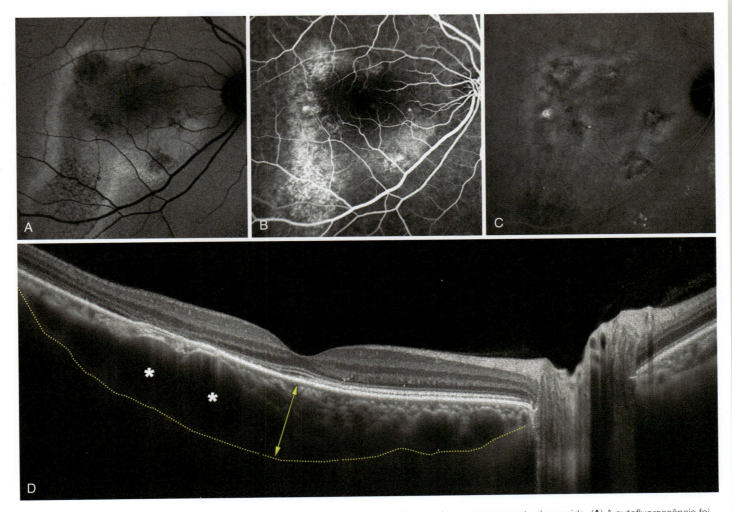

**FIG. 3A-D.** Avaliação multimodal de paciente com CSC inativa com vasos da coroide grandes e espessamento da coroide. (**A**) A autofluorescência foi capaz de identificar o sinal clássico do trato descendente associado a áreas de hiper-autofluorescência e hipoautofluorescência. (**B**) A angiografia com fluoresceína mostra áreas de hiper-fluorescência resultantes do defeito do epitélio pigmentado da retina. (**C**) Angiografia com indocianina verde mostra áreas de hiperpermeabilidade. (**D**) Na OCT B-scan, é possível identificar uma coroide espessada (*linha amarela pontilhada e seta amarela*) e dilatação dos vasos da coroide (*asteriscos brancos*).

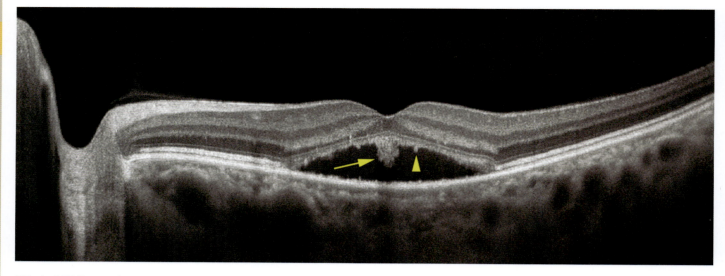

**FIG. 4.** OCT B-*scan* de um paciente CSC aguda, associada às alterações granulares das camadas externas de fotorreceptores (*seta amarela e ponta de seta*).

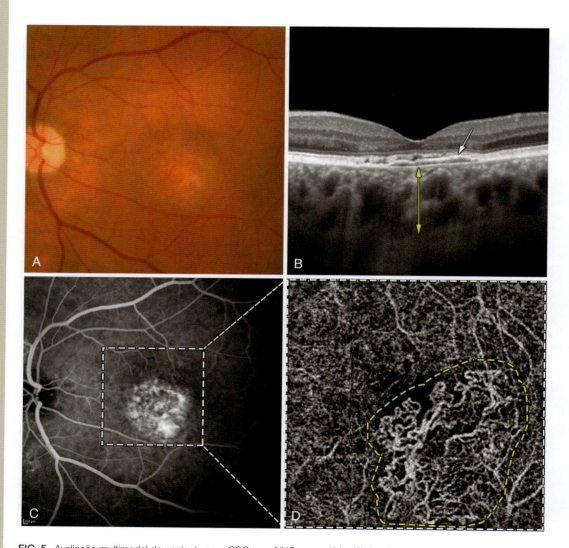

**FIG. 5.** Avaliação multimodal de paciente com CSC com NVC secundária. (**A**) A retinografia colorida mostra o EPR manchado sem a presença de hemorragia intrarretiniana ou sub-retiniana. (**B**) OCT B-*scan* na fóvea mostra um descolamento de EPR plano (*seta branca*) associado a pouco fluido sub-retiniano, coroide espessada e vaso grande dilatado (*seta amarela*). (**C**) A angiografia fluoresceínica na fase intermediária não mostra nenhum vazamento perceptível. (**D**) Angiografia por OCT segmentada no coriocapilar indica claramente o complexo da membrana neovascular (*linha tracejada amarela*).

## Membrana Neovascular Coroidiana Miópica

Darin R. Goldman

### Resumo

A membrana neovascular coroidiana miópica é a causa mais comum de NVC não relacionada à degeneração macular relacionada à idade (DMRI). A alta miopia resulta em alterações degenerativas na membrana de Bruch e no epitélio pigmentado da retina (EPR), na mácula, o que resulta na formação de NVC em mais de 10% dos olhos com alta miopia (Grossniklaus & Green, 1992). Exsudação, hemorragia e/ou cicatrização associadas contribuem para a deficiência visual associada. Embora a história natural da NVC miópica não tratada tenda a ser mais favorável do que a da NVC secundária à DMRI, uma porção significativa dos olhos evoluirá com perda da visão. Portanto, a NVC miópica é uma das principais causas de perda grave da visão e cegueira em todo o mundo. Com o aumento de casos de alta miopia, é provável que esta se torne uma condição macular cada vez mais frequente. A terapia com anti-VEGF surgiu como o tratamento mais efetivo para NVC miópica, embora seu uso permaneça como *off-label* na maioria dos países. As características da NVC miópica na OCT são frequentemente mais sutis do que a observada em outras causas de NVC e, às vezes, pode ser negligenciada se esta for a única modalidade utilizada para o diagnóstico (Figs. 1–2).

### Principais Achados na OCT

- A NVC miópica aparece como um complexo redondo altamente refletivo e bem circunscrito na OCT.
- Tipicamente, exsudação associada mínima, com edema macular cistoide ou líquido sub-retiniano, está presente.
- Modalidades diagnósticas adicionais, como a angiografia com fluoresceína, são frequentemente necessárias para confirmar o diagnóstico de NVC miópica (Figs. 3–4).

**REFERÊNCIA**

Grossniklaus HE, Green WR. Pathologic findings in pathologic myopia. *Retina*. 1992;12(2):127-133.

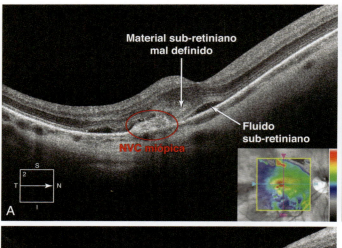
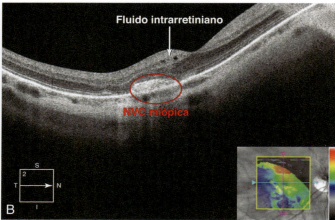
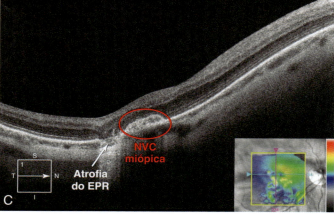

**FIG. 1A-C.** (**A**) A NVC miópica aparece como uma elevação hiper-refletiva, um tanto mal definida, em forma de cúpula, no espaço sub-retiniano entre a retina neurossensorial e o EPR. Fluido sub-retiniano associado e material sub-retiniano mal definido com refletividade mista estão presentes. (**B**) 1 mês após a terapia inicial com anti-VEGF, o complexo CNV torna-se mais bem definido, e a exsudação associada é, em grande parte, reabsorvida com algum fluido intrarretiniano residual. (**C**) Após 2 meses da terapia mensal com anti-VEGF todo o fluido associado foi reabsorvido. A NVC regrediu em uma área de fibrose sub-retiniana e uma pequena área de atrofia do EPR apareceu. *(Modificado com permissão de Goldman, D. In press. Choroidal Neovascularization, Not AMD. In Duker J., Liang M [Eds.], Anti-VEGF Use in Ophthalmology.)*

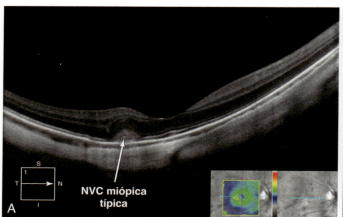
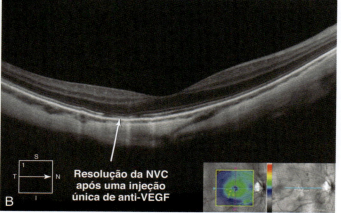

**FIG. 2A e B.** (**A**) NVC miópica típica identificada como uma elevação hiper-refletiva em forma de cúpula entre a retina neurossensorial e o EPR. Não há exsudação associada. (**B**) Após o tratamento com uma única injeção de anti-VEGF, o complexo da NVC apresentou resolução completa.

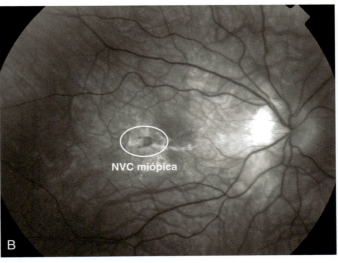
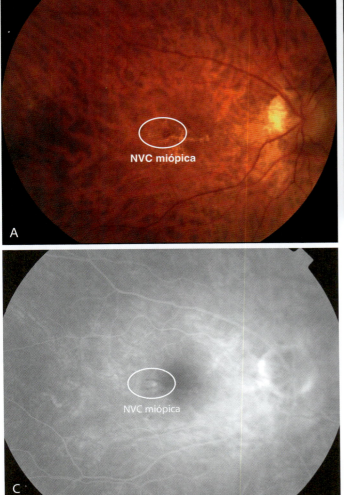

**FIG. 3A-C.** Corresponde à Figura 2. (**A**) A aparência clínica da NVC miópica é sutil, com a hemorragia melhor avaliada na fotografia em *red-free* (**B**). (**C**) A angiografia fluoresceínica revela um padrão de extravasamento do tipo 2.

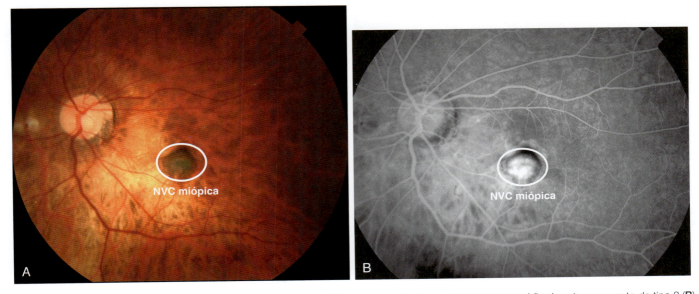

**FIG. 4A e B.** (**A**) Aparência clínica de NVC típica e angiografia fluoresceínica correspondente que demonstra o padrão de extravasamento do tipo 2 (**B**).

# Esquise Macular Miópica

Darin R. Goldman

## 9.2

## Resumo

A miopia é uma das causas mais comuns para a esquise macular. Outras causas incluem retinosquise juvenil ligada ao cromossomo X, PIT de papila e causas idiopáticas. Acredita-se que a esquise macular no cenário de alta miopia seja devida a um efeito mecânico como resultado do alongamento axial anormal e do afinamento progressivo da esclera. O estiramento ou divisão subsequente das camadas maculares ocorre devido às forças tracionais vitreor-retinianas anormais induzidas. Um termo descritivo "retinopatia míope ectática", mais representativo desse mecanismo presumido, foi proposto (Tsilimbaris, Vavvas, & Bechrakis, 2016Tsilimbaris et al., 2016). O plano da esquise ocorre comumente entre a camada plexiforme externa (CPE) e a camada de fibra de Henle (CFH). No entanto, o plano pode ocorrer nas camadas maculares interna, média ou externa. Nenhum estudo epidemiológico baseado na OCT investigou a incidência e a prevalência da esquise macular miópica. A esquise macular miópica parece ser mais comum com o aumento do grau de miopia/comprimento axial e no estabelecimento de estafiloma posterior. A acuidade visual pode ser variavelmente afetada e, ao longo do tempo, a esquise macular miópica é lentamente progressiva. O tratamento é considerado quando os sintomas visuais ou a acuidade pioram de modo progressivo. As intervenções incluem vitrectomia com ou sem *peeling* da membrana limitante interna e/ou tamponamento de gás.

## Principais Achados na OCT

- Esquise pode ocorrer em múltiplas camadas da mácula; entretanto, as camadas externas são mais comumente afetadas, deixando uma retina interna mais espessa e retina externa mais fina.
- Acredita-se que as estruturas perpendiculares que se estendem dentro da cavidade da esquise sejam células de Müller.
- Outras características associadas à miopia podem ser observadas na OCT, como estafiloma, atrofia do EPR e anormalidades da interface vitreomacular (Figs. 1–5).

### REFERÊNCIA
Tsilimbaris MK, Vavvas DG, Bechrakis NE. Myopic foveoschisis: an ectatic retinopathy, not a schisis. *Eye (Lond)*. 2016;30(2):328-329.

### BIBLIOGRAFIA
Gohil R, Sivaprasad S, Han LT, et al. Myopic foveoschisis: a clinical review. *Eye (Lond)*. 2015;29(5):593-601.
Ober MD, Freund KB, Shah M, et al. Stellate nonhereditary idiopathic foveo-macular retinoschisis. *Ophthalmology*. 2014;121(7):1406-1413.

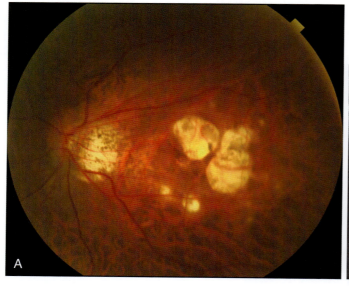
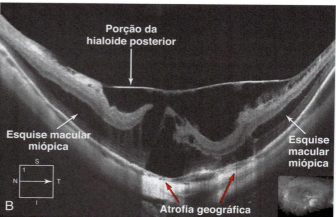

**FIG. 1A e B.** (**A**) Retinografia colorida da esquise macular miópica típica com degeneração miópica atrófica significativa. (**B**) OCT correspondente mostra a típica esquise macular miópica com um plano de separação localizado dentro das camadas retinianas externas.

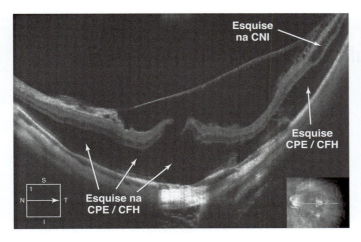

**FIG. 2.** Esquise macular miópica localizada dentro do CPE/CFH. Uma pequena área afetada da esquise é vista dentro da camada nuclear interna (CNI).

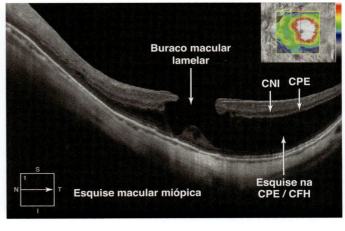

**FIG. 3.** Um exemplo típico de esquise macular miópica com o plano da esquise localizado entre o CPE e o CFH. A CNI é identificada para ajudar na orientação. Um buraco macular lamelar está presente, que é comumente associado à esquise macular miópica.

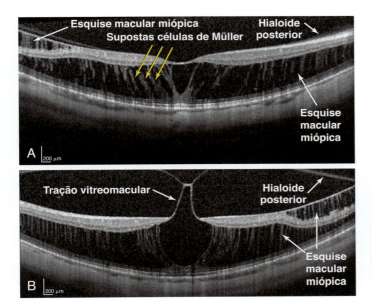

**FIG. 4A e B.** O olho direito (**A**) e o olho esquerdo (**B**) apresentam características similares àquelas da esquise macular miópica em múltiplas camadas. A hialoide posterior ainda está aderida à mácula no olho direito, mas está levantando no olho esquerdo com tração vitreomacular associada. Um elemento tracional pode estar contribuindo para a esquise, neste caso, juntamente com as alterações anatômicas patológicas associadas à miopia.

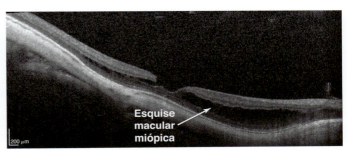

**FIG. 5.** Um exemplo adicional de esquise macular miópica afetando as camadas retinianas externas.

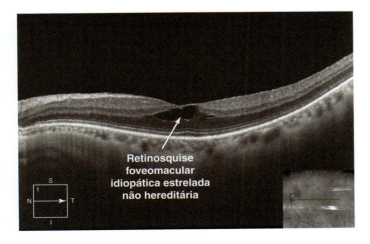

**FIG. 6.** A retinosquise foveomacular idiopática estrelada não hereditária é uma entidade com aparência de OCT semelhante à da esquise macular miópica. No entanto, o paciente afetado não tem miopia nem nenhum fator de risco predisponente hereditário conhecido.

# Mácula em Forma de Cúpula

Darin R. Goldman

## 9.3

## Resumo

Uma mácula em forma de cúpula descreve uma indentação para dentro ou convexa sob a mácula, que é distinta do estafiloma posterior e é evidente apenas na tomografia de coerência óptica (OCT). Ocorre em aproximadamente 20% dos olhos com alta miopia. Embora a patogênese não seja claramente entendida, a melhor teoria supõe que a variação na espessura da esclera sob a mácula resulta em uma região localizada onde ocorre uma protuberância relativa, em forma de cúpula, para dentro (Imamura et al., 2011). Muitas vezes existe um acúmulo de líquido sub-retiniano associado (espaço hiporrefletivo) na ausência de NVC concomitante. Esse fluido pode estar associado a cúpulas maiores e diminuição da acuidade visual, não responde ao tratamento, é tipicamente não progressivo e tem patogênese desconhecida. A convexidade macular associada à mácula em forma de cúpula é mais comumente orientada horizontalmente (Liang et al., 2015) e, portanto, é melhor visualizada em um OCT B-*scan* orientado verticalmente (Fig. 1). A mácula em forma de cúpula é mais frequente em pacientes mais jovens com comprimentos axiais mais longos.

## Principais Achados na OCT

- Há curvatura interna da esclera dentro da mácula central; a mácula sobrejacente segue o mesmo contorno, dando-lhe uma estrutura arqueada.
- É mais provável que um plano de varredura de OCT orientado verticalmente detecte a presença de uma mácula em forma de cúpula, embora também possa ser evidente em uma varredura de OCT orientada horizontalmente (Fig. 2).
- Quando há uma cavidade ou um tampão sub-retinianos hiporrefletivos, geralmente não significa a presença de CNV.

**REFERÊNCIAS**

Imamura Y, Iida T, Maruko I, et al. Enhanced depth imaging optical coherence tomography of the sclera in dome-shaped macula. *Am J Ophthalmol*. 2011;151(2):297-302.

Liang IC, Shimada N, Tanaka Y, et al. Comparison of clinical features in highly myopic eyes with and without a dome-shaped macula. *Ophthalmology*. 2015;122(8):1591-1600.

**BIBLIOGRAFIA**

Caillaux V, Gaucher D, Gualino V, et al. Morphologic characterization of dome shaped macula in myopic eyes with serous macular detachment. *Am J Ophthalmol*. 2013;156(5):958-967.

Gaucher D, Erginay A, Lecleire-Collet A, et al. Dome-shaped macula in eyes with myopic posterior staphyloma. *Am J Ophthalmol*. 2008;145(5):909-914.

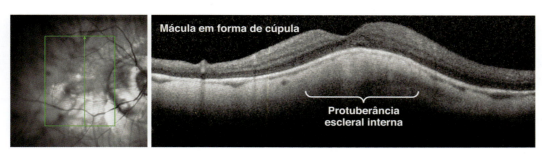

**FIG. 1.** O exame de OCT orientado verticalmente revela uma protuberância interna da escleral na mácula central, que é típica da mácula em forma de cúpula.

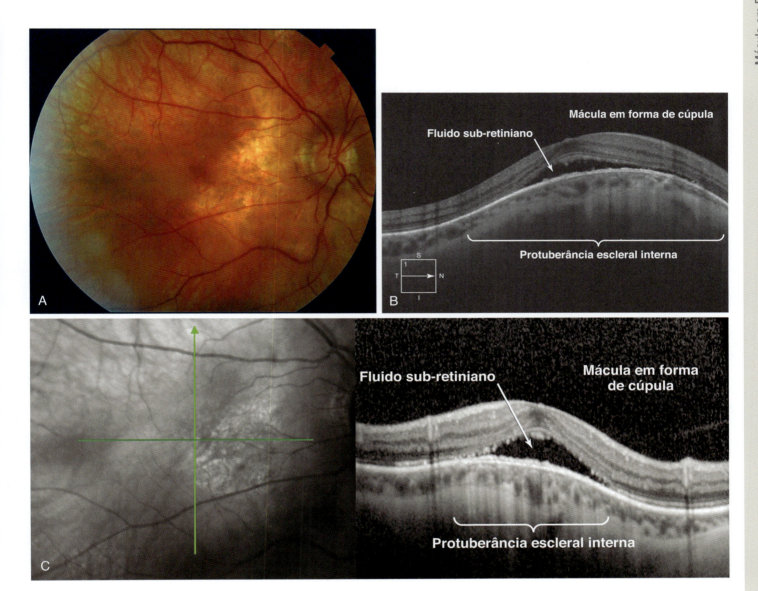

**FIG. 2A–C.** (**A**) Retinografia colorida em um paciente com alta miopia com um estafiloma posterior. (**B**) OCT orientada horizontalmente revela uma mácula em forma de cúpula com o abaulamento interno correspondente à esclera subjacente. O fluido sub-retiniano está presente e não se alterou durante um período prolongado. (**C**) OCT orientada verticalmente revela os mesmos recursos da parte B; no entanto, a elevação em forma de cúpula é menos óbvia, o que é atípico.

# Estafiloma Posterior
## 9.4
Darin R. Goldman

## Resumo

O alongamento axial ocorre quando o globo aumenta na miopia patológica. Juntamente com esse alongamento, podem ocorrer saliências externas localizadas na parede do globo, denominadas de estafiloma posterior. Essas áreas têm uma curvatura mais acentuada do que a parede do globo ao redor. Muitos tipos de estafiloma posterior foram descritos (Hsiang et al., 2008), sendo os mais comuns em forma de ovoide e envolvendo a região central e o nervo óptico (Frisina et al, 2016). A presença de estafiloma posterior está fortemente correlacionada com o grau de miopia e ocorre em até 50% dos olhos com miopia patológica (Ohno-Matsui et al., N.d.Ohno-Matsui et al., 2016). A detecção de estafiloma posterior em base puramente clínica pode ser difícil em casos mais leves. A profundidade da aquisição de imagens da OCT torna essa modalidade de imagem particularmente útil para a detecção de estafiloma, em especial aqueles em uma localização peripapilar ou macular (Figs. 1–2). Outras condições patológicas maculares são comumente encontradas em conjunto com o estafiloma, como a esquise, a NVC, a membrana epirretiniana, a tração vitreomacular (TVM) e o descolamento tracional. A identificação de estafiloma deve levantar suspeita para identificar essas entidades adicionais.

## Principais Achados na OCT

- A aparência horizontal normal das camadas retinianas na OCT é perdida no estafiloma posterior, dando lugar a uma inclinação posterior.
- O arqueamento posterior de retina, coroide e esclera ocorre nas bordas de um estafiloma.
- A OCT é útil para identificar tanto os estafilomas peripapilares quanto os maculares.
- A identificação de estafiloma macular deve levantar suspeita de outros processos patológicos maculares concomitantes associados à alta miopia.

### REFERÊNCIAS

Hsiang HW1, Ohno-Matsui K, Shimada N, Hayashi K, Moriyama M, Yoshida T, Tokoro T, Mochizuki M, et al. Clinical characteristics of posterior staphyloma in eyes with pathologic myopia. *Am J Ophthalmol*. 2008;146(1):102-110.

Ohno-Matsui K, Alkabes M, Salinas C, Mateo C, Moriyama M, Cao K, Yoshida T, et al. Features of posterior staphylomas analyzed in wide-field fundus images in patients with unilateral and bilateral pathological myopia. *Retina*. 2016; [Epub ahead of print].

### BIBLIOGRAFIA

Frisina R, Baldi A, Semeraro F, Cesana BM, Parolini B, et al. Morphological and clinical characteristics of myopic posterior staphyloma in Caucasians. *Graefes Arch Clin Exp Ophthalmol*. 2016; [Epub ahead of print].

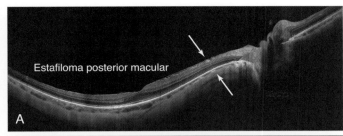
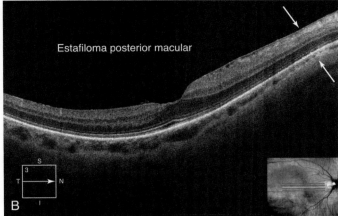
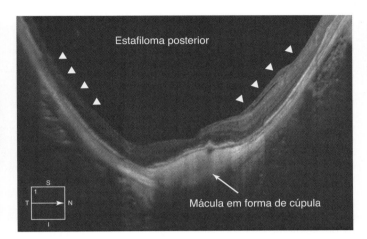

**FIG. 1A e B.** (A) OCT de grande angular do estafiloma macular posterior. Há um ponto de deflexão adjacente ao nervo óptico, em que a esclera se curva para fora junto com a retina e a coroide sobrepostas (entre as *setas*). O estafiloma está presente temporalmente a esse ponto e se estende para fora da área de imagem. (B) OCT com maior ampliação de visão do mesmo estafiloma macular.

**FIG. 2.** Estafiloma posterior envolvendo o polo posterior e o nervo óptico (não representado) e a mácula. Existe um raio alto de curvatura nas bordas da mácula (*pontas de seta*). Observe que uma mácula em forma de cúpula também está presente (Capítulo 9.3), o que explica o contorno foveal relativamente mais plano. *(Com permissão de Duker, J.W., Waheed, N.K., Goldman, D.R., 2014. Handbook of Retinal OCT: Optical Coherence Tomography, 9.1, 46-47. Saunders, Philadelphia.)*

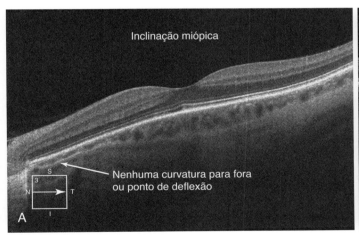
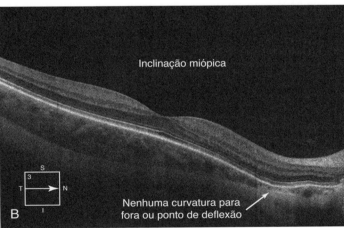

**FIG. 3A e B.** A inclinação miópica deve ser diferenciada do estafiloma posterior. A inclinação miópica é comum com graus mais baixos de miopia. Há uma inclinação diagonal generalizada da mácula. No entanto, diferentemente do estafiloma posterior, não há inclinação para fora ou ponto de deflexão.

# Toxicidade por Hidroxicloroquina

Darin R. Goldman

## Resumo

O sulfato de hidroxicloroquina (Plaquenil) pode resultar em toxicidade macular irreversível. Essa toxicidade é mais prevalente do que os dados históricos sugerem, com taxas tão altas quanto 7,5% em usuários de longo prazo (Melles & Marmor, 2014). O risco de desenvolvimento de toxicidade correlaciona-se com a dose diária e a duração total do tratamento, sendo mais provável com acometimento renal e uso concomitante de tamoxifeno. O risco de toxicidade macular da hidroxicloroquina é inferior a 1% após 5 anos com a dosagem sugerida. A dose diária de hidroxicloroquina deve permanecer abaixo de 5 mg/kg de peso real (Marmor et al., 2016).

Quando a toxicidade macular da hidroxicloroquina se torna clinicamente aparente, a doença avançada já está presente. Múltiplas modalidades diagnósticas são úteis para auxiliar no reconhecimento de toxicidade em fases iniciais, antes de sinais ou sintomas clinicamente aparentes. Essas modalidades incluem autofluorescência, teste de campo visual, eletrorretinograma multifocal (mfERG) e OCT. Destes, a OCT é a mais prontamente disponível e uma das mais sensíveis para detectar alterações patológicas precoces. O primeiro sinal de toxicidade na OCT é a perda das camadas retinianas externas (segmento interno/segmento externo/zonas elipsoides [IS/OS/EZ]) em uma distribuição parafoveal (Fig. 1). Essas primeiras alterações são às vezes mais bem visualizadas por meio de um mapa de espessura do que na B-*scan* estrutural. Com perda progressiva da retina externa perifoveal em toxicidade moderada, o tecido foveal central preservado resulta em uma aparência em forma de disco ou sinal de "disco voador" (Figs. 2–4). Uma maculopatia em *bull's eye* se torna presente clinicamente somente em estágios avançados de toxicidade. Com a progressão continuada, ocorre uma perda difusa de fotorreceptores, com dano secundário e desorganização do epitélio pigmentado da retina (EPR) (Figs. 3–4). A retina interna permanece relativamente normal mesmo com maculopatia avançada.

## Principais Achados na OCT

- Os primeiros sinais da maculopatia da hidroxicloroquina incluem o adelgaçamento retiniano externo da parafóvea, a perda dos segmentos externos dos cones e a disrupção da IS/OS/EZ.
- A mácula inferotemporal é a localização mais precoce da toxicidade da hidroxicloroquina (Marmor, 2012).
- O mapa de espessura pode ser mais sensível para identificar a toxicidade precoce do que o B-*scan* estrutural.
- "O sinal do disco voador" se torna presente com toxicidade mais avançada ou moderada.

### REFERÊNCIAS

Marmor MF. Comparison of screening procedures in hydroxychloroquine toxicity. *Arch Ophthalmol*. 2012;130(4):461-469.

Marmor MF, Kellner U, Lai TY, et al. Recommendations on screening for chloroquine and hydroxychloroquine retinopathy (2016 Revision). *Ophthalmol- ogy*. 2016;123(6):1386-1394.

Melles RB, Marmor MF. The risk of toxic retinopathy in patients on long- term hydroxychloroquine therapy. *JAMA Ophthalmol*. 2014;132(12):1453-1460.

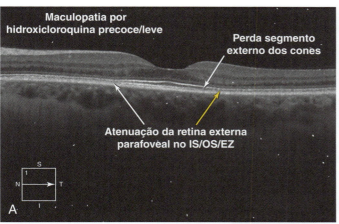

**FIG. 1A e B.** Maculopatia precoce por hidroxicloroquina. (**A**) Sinais de maculopatia precoce são mais evidentes temporalmente (*seta amarela*) do que nasalmente (*seta branca*). Temporalmente, há atenuação do IS/OS/EZ. Apenas dentro desta área está a perda da linha de ponta do segmento externo do cone. (**B**) Mapa correspondente da espessura da OCT, ilustrando um afinamento moderado da retina externa em uma distribuição parafoveal (*asteriscos e caixa vermelha*). *ILM*, membrana limitante interna; *EPR*, epitélio pigmentado da retina.

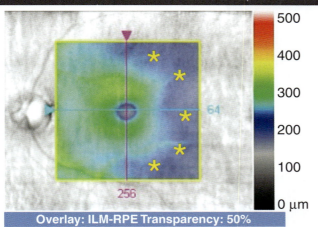

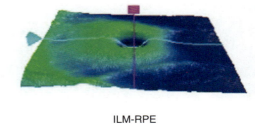

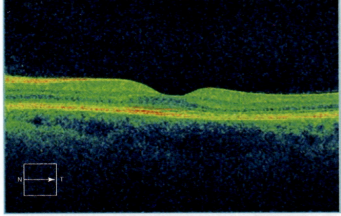

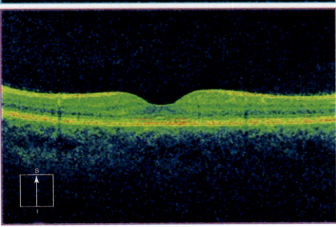

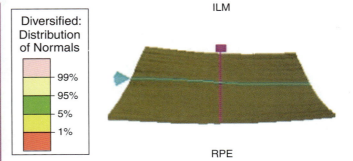

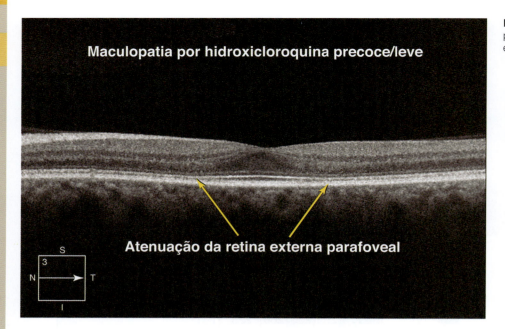

**FIG. 2.** Maculopatia por hidroxicloroquina precoce. Há sutil atenuação retiniana externa em uma distribuição parafoveal.

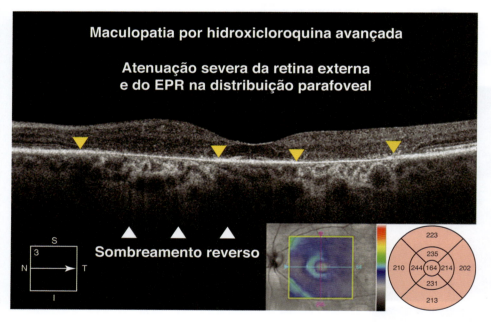

**FIG. 3.** Maculopatia avançada por hidroxicloroquina. Há perda severa da retina externa e do EPR em uma distribuição parafoveal (*entre setas amarelas*). Como resultado da perda significativa de RPE, há sombreamento reverso localizado. Mapa de espessura (*inserção*) mostra uma atrofia macular global e profunda.

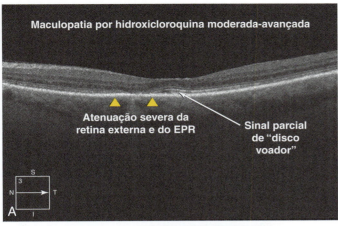

**FIG. 4A e B.** Maculopatia de hidroxicloroquina moderada a avançada. (**A**) A perda mais profunda da retina e do EPR localiza-se nasalmente (*entre pontas de seta*). Um sinal parcial de "disco voador" é evidente como resultado da preservação da retina externa na fóvea central. (**B**) A atrofia macular externa generalizada severa que é bastante notável é evidente no mapa de espessura correspondente.

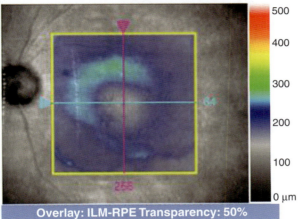

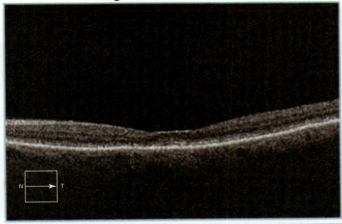

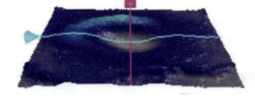

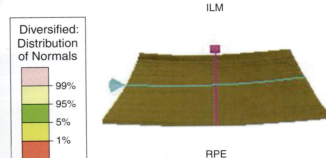

## Distrofia Viteliforme | 11.1
Shilpa Desai | A. Yasin Alibhai

### Resumo

A distrofia viteliforme é definida como um acúmulo anormal de lipofuscina dentro ou sob a camada do EPR (Agrawal, 2012). A distrofia viteliforme é tipicamente herdada em um padrão autossômico dominante, e acredita-se que seja causada por um defeito no gene RDS (Schatz et al., 2003).

O início, em geral, é entre 30 a 50 anos de idade. Os pacientes podem relatar uma diminuição na visão ou metamorfopsia. A perda de visão na distrofia viteliforme é muitas vezes leve, com muitos pacientes diagnosticados assintomáticos durante um exame oftalmológico de rotina.

O exame da retina mostrará um depósito amarelo ou pigmentado na mácula. A doença é tipicamente bilateral, mas pode ser assimétrica. A angiofluoresceinografia mostrará bloqueio na área de deposição de lipofuscina com hiperfluorescência tardia da lesão resultante da coloração (Fig. 1). OCT mostrará depósitos dentro ou abaixo da camada do EPR (Fig. 2). A distrofia viteliforme pode estar associada a líquido sub-retiniano ou neovascularização de coroide.

O diagnóstico diferencial da distrofia viteliforme inclui outras distrofias padrão, incluindo doença Best, degeneração macular relacionada à idade, coroidite e neovascularização idiopática da coroide.

O tratamento da distrofia viteliforme é tipicamente acompanhamento, a menos que ocorra neovascularização de coroide (NVC). Nesse caso, os anti-VEGF são indicados.

### Principais Achados na OCT

- A distrofia viteliforme é um acúmulo anormal de lipofuscina na camada de EPR da retina.
- OCT mostra depósitos acima do EPR.
- Com o tempo, a regressão dos depósitos pode ocorrer e aparecer como áreas hiporrefletivas subjacentes à retina.
- A distrofia viteliforme pode estar associada a líquido sub-retiniano ou neovascularização de coroide.
- O tratamento, em geral, consiste em monitoramento ou tratamento da NVC associada, se indicado.

#### REFERÊNCIAS

Agrawal A. *Gass' Atlas of Macular Diseases*. 5th ed. Chapter 5: Heredodystrophic disorders affecting the pigment epithelium and retina. Philadelphia: Elsevier; 2012:239-426.

Schatz P, Magnus A, Eksandh L, et al. Macular appearance by means of OCT and electrophysiology in members of two families with different mutations in RDS (the peripherin/RDS gene). *Acta Ophthalmol Scand*. 2003;81(5):500-507.

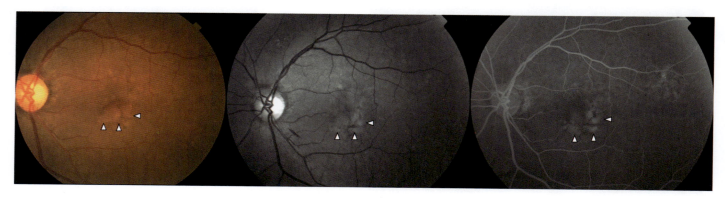

**FIG. 1.** Retinografia colorida, *red-free* e angiografia fluoresceínica mostrando acúmulo de material de lipofuscina na fóvea.

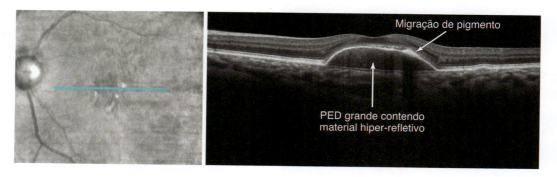

**FIG. 2.** OCT correspondente à Figura 1. Há um grande descolamento de epitélio pigmentar da retina com material hiper-refletivo dentro dele correspondendo à lesão viteliforme. PED, descolamento epitelial pigmentar.

# Telangiectasia Macular | 12.1

Carlos A. Moreira Neto | Carl Rebhun

## Resumo

A telangiectasia macular manifesta-se como anomalias vasculares da retina em adultos de meia-idade ou idosos. As anormalidades do leito capilar retiniano incluem dilatação e tortuosidade dos vasos, aneurismas, vazamento vascular e depósito de exsudatos duros. A telangiectasia macular do tipo 1, considerada uma forma da doença de Coats, é tipicamente unilateral e é mais observada em homens. Vasos sanguíneos telangiectásicos são vistos temporais à mácula e estão associados a exsudatos. A telangiectasia macular do tipo 2 é uma doença bilateral sem predileção por sexo. Há perda da transparência da retina parafoveal com ectasia de capilares temporais. A exsudação é raramente vista no tipo 2. Com a progressão da doença, pode ocorrer depósito de cristais, hiperplasia do EPR e NVC.

## Pontos-chave

Tipo 1
- Homens e unilateral.
- Presença de exsudação (Fig. 1).
- OCT:
  - O edema macular cistoide é a característica mais proeminente, embora fluido sub-retiniano também possa estar presente (Fig. 2).
  - O edema macular cistoide está presente e pode estar associado ao fluido sub-retiniano.

Tipo 2
- Bilateral.
- Anormalidades microaneurismais estão na região parafoveal temporal.
- Presença de hiperplasia do EPR (Fig. 3).
- OCT:
  - Área de baixa refletividade intrarretiniana com defeitos lamelares em múltiplas camadas, em geral, localizadas apenas temporalmente ao centro foveal. (Fig. 4).
  - Depósito de pigmento e atrofia podem se desenvolver com doença crônica.
- OCTA:
  - A zona avascular foveal pode se tornar irregular.
  - Áreas de exclusão capilar com redução da densidade vascular.
    - Distorção e arrastamento (Fig. 5).

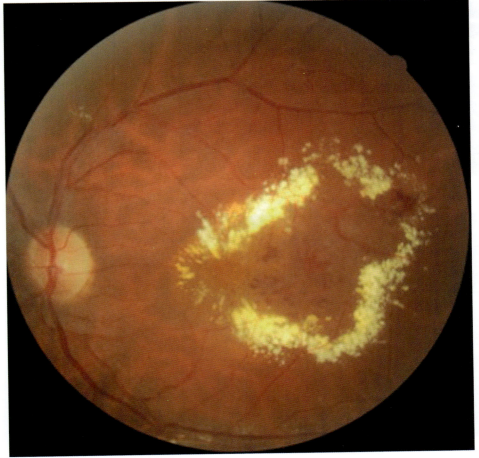

FIG. 1. A retinografia colorida mostra a exsudação macular em um paciente com telangiectasia macular do tipo 1.

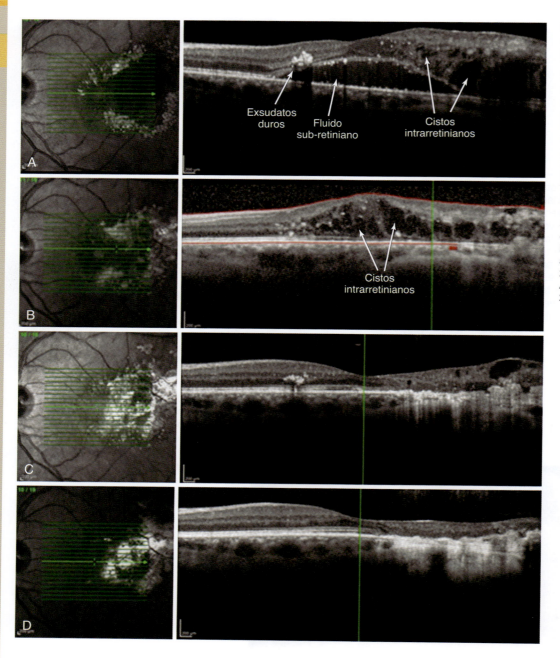

**FIG. 2.** OCT (correspondente ao olho com telangiectasia macular do tipo 1, visto na Fig. 1) antes (**A**) e depois (**B-D**) do tratamento. (**A**) Observe o fluido sub-retiniano e as cavidades císticas intrarretinianas de baixa e média refletividade e depósitos hiper-refletivos dentro da retina, correspondendo a exsudatos duros. Acuidade visual é de 20/200. (**B**) OCT 3 meses após o tratamento com laser em GRID focal e uma injeção intravítrea de bevacizumabe. A acuidade visual melhorou para 20/60. (**C**) OCT 3 meses após o segundo laser em GRID focal e uma injeção intravítrea de bevacizumabe. A acuidade visual melhorou para 20/30. (**D**) OCT 3 meses após (**C**). A acuidade visual manteve-se em 20/30.

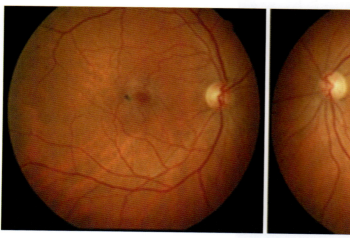
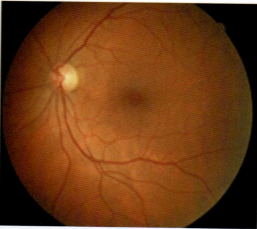

**FIG. 3.** As retinografias coloridas do olho de um indivíduo com telangiectasia macular do tipo 2 mostram perda do reflexo foveal com sutis anormalidades microaneurismais na região parafoveal temporal em ambos os olhos. A retinografia colorida do olho direito mostra agregação e hiperplasia do EPR, juntamente com atrofia foveal.

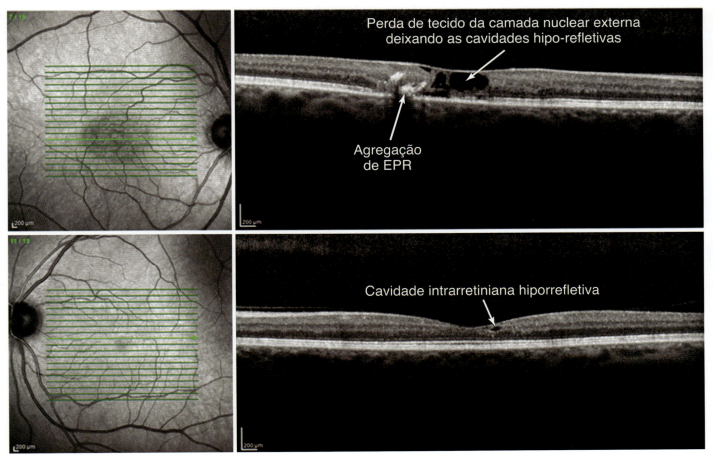

**FIG. 4**. OCT (correspondente ao tema na Fig. 3) em telangiectasia macular tipo 2. No olho direito (*imagem superior*) há perda de tecido da camada nuclear externa e atrofia da junção IS/OS/elipsoide. No olho esquerdo (*imagem inferior*) existe uma pequena cavidade hiporrefletiva intrarretiniana.

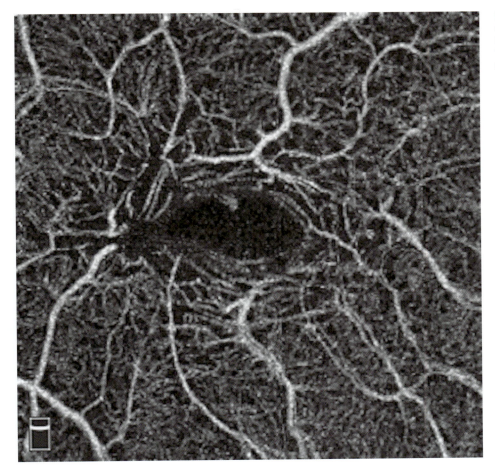

**FIG. 5**. A angiografia por OCT mostra segmentação superficial (correspondente ao olho direito do sujeito na Fig. 3) com telangiectasia macular do tipo 2. Observe a zona avascular foveal irregular.

# Edema Macular Cistoide Isolado | 13.1

Shilpa Desai | A. Yasin Alibhai

## Resumo

Edema macular cistoide (EMC) é definido como espessamento da retina na mácula devido a vazamento e acúmulo de líquido nos espaços intracelulares da mácula. Os sintomas de EMC incluem perda de visão, diminuição da sensibilidade a cor/contraste, metamorfopsia, micropsia ou escotoma. O EMC pode ser causado por várias etiologias, ocorrendo mais tipicamente após a cirurgia ocular. O líquido intrarretiniano se acumula preferencialmente dentro da camada plexiforme externa. A função dos fotorreceptores subjacentes é afetada pelo fluido e pela arquitetura alterada, o que resulta em perda de visão. A aparência clínica é a de múltiplas pequenas cavidades císticas agrupadas na fóvea em um arranjo petaloide (Fig. 2). A angiografia com fluoresceína mostra vazamento petaloide na mácula. OCT mostra acúmulo cístico de líquido na mácula (Fig. 3). O EMC é mais frequentemente autolimitado. Quando o tratamento é necessário, ele é voltado para a causa subjacente específica, em geral incluindo corticosteroides tópicos e intravítreos.

## Pontos-chave

- Edema macular cistoide (EMC) é definido como espessamento retiniano dentro da mácula.
- A OCT mostra grandes espaços císticos hiporrefletivos localizados predominantemente na camada plexiforme externa, embora as camadas nucleares e plexiformes internas também possam estar envolvidas.
- Casos graves podem incluir transbordamento de líquido para o espaço sub-retiniano.

### BIBLIOGRAFIA

Afshar AR, Fernandes JK, Patel RD, et al. Cystoid macular edema associ- ated with fingolimod use of multiple sclerosis. *JAMA Ophthalmol.* 2013;113(1):103-107.

Augustin A, Loewenstein A, Kuppermann BD. Macular edema. General pathophysiology. *Dev Ophthalmol.* 2010;47:10-26.

Rotsos TG, Moschos MM. Cystoid macular edema. *Clin Ophthalmol.* 2008;24:919-930.

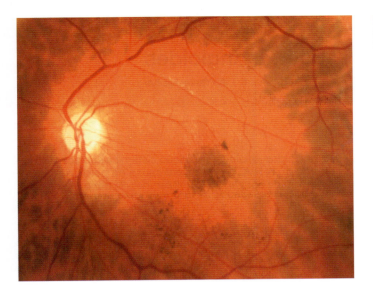

FIG. 1. Retinografia colorida mostrando perda do reflexo foveal normal devido ao edema macular cistoide em um paciente pós-vitrectomia para reparo de descolamento de retina.

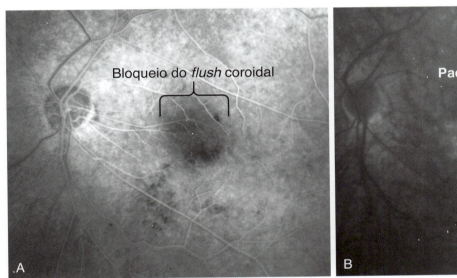
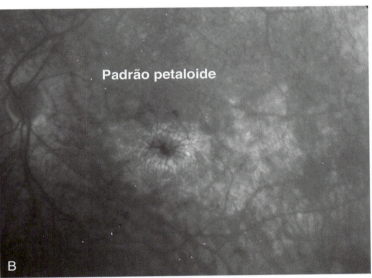

FIG. 2. Angiografia com fluoresceína correspondente à Figura 1. A fase inicial (A) demonstra o bloqueio do *flush* coroidal a partir do edema. A imagem da fase tardia (B) mostra vazamento em um padrão petaloide.

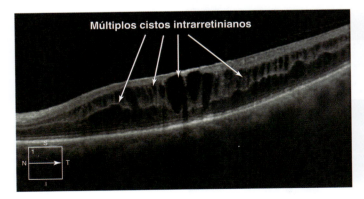
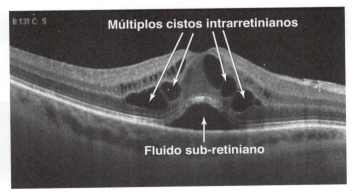

FIG. 3. OCT B-*scan* correspondendo às Figuras 1 e 2. Nota-se o espessamento retiniano e o fluido intrarretiniano, principalmente nas camadas plexiformes externas.

FIG. 4. OCT B-*scan* de um paciente com pars planite e EMC severo mostra múltiplos cistos intrarretinianos principalmente na camada plexiforme externa, mas também envolvendo a camada nuclear interna. Além disso, o fluido sub-retiniano está presente.

## Estrias Angioides   14.1
Shilpa Desai | A. Yasin Alibhai

### Resumo

As estrias angioides são rupturas lineares na membrana de Bruch. São causadas por uma quebra no colágeno e na lâmina elástica da membrana de Bruch. Existem várias causas potenciais de estrias angioides, incluindo pseudoxantoma elástico, síndrome de Ehler-Danlos, doença de Paget, doença falciforme e outras hemoglobinopatias (Paton, 1972). As estrias angioides podem causar alterações na visão de três maneiras diferentes. Primeiro, a estria pode progredir através da fóvea, levando à perda do epitélio pigmentado da retina (EPR). Trauma leve no olho pode causar ruptura da coroide, levando à hemorragia sub-macular e perda de visão. Finalmente, a neovascularização de coroide secundária (NVC) pode causar hemorragia e edema macular. O exame clínico revela irregularidades lineares laranja-avermelhadas a castanhas que se estendem radialmente da região peripapilar para a retina periférica. A angiofluoresceinografia mostra hiperfluorescência irregular ao longo da estria secundária à deposição de EPR sobreposto (Fig. 1). A OCT mostra as estrias angioides na seção transversal como uma descontinuidade na membrana de Bruch (Fig. 2). Embora não haja nenhum tratamento específico para as estrias angioides, qualquer condição sistêmica subjacente deve ser abordada. A NVC é a principal causa de perda de visão e pode ser tratada com anti-VEGF (Martinez-Serrano et al., 2016).

### Pontos-chave

- Estrias angioides são rachaduras lineares na membrana de Bruch, resultantes da quebra na lâmina elástica e de colágeno.
- Sintomas visuais são causados por hemorragia secundária ou NVC.
- OCT mostra quebras no complexo EPR–membrana de Bruch de uma estria angioide na seção transversal.
- A NVC secundária, que é do tipo 2, pode ser efetivamente detectada e monitorada com a OCT.

### BIBLIOGRAFIA

Martinez-Serrano MG, Rodriguez-Reyes A, Guerrero-Naranjo JL, et al. Long-term follow-up of patients with choroidal neovascularization due to angioid streak. *Clin Ophthalmol*. 2016;11:23-30.

Paton D. *The Relation of Angioid Streaks to Systemic Disease*. Springfield, IL: Charles C Thomas; 1972.

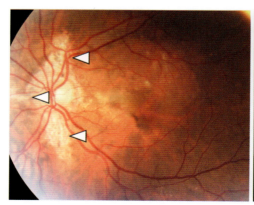
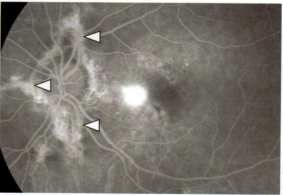

**FIG. 1**. A retinografia colorida e a angiografia fluoresceínica mostram perda de EPR sobre as estrias angioides que irradiam da zona peripapilar (*setas brancas*). Há NVC secundária presente dentro da mácula nasal.

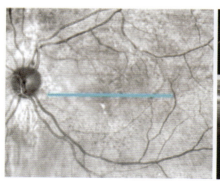
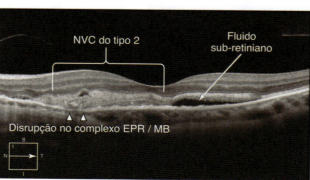

**FIG. 2**. OCT B-*scan* correspondente à Figura 1. Há disrupções focais no complexo EPR-membrana de Bruch (MB) na área de uma estria angioide. Fluido sub-retino e material hiper-refletivo sub-retiniano associado a uma NVC do tipo 2 são também identificados.

# Retinosquise Juvenil Ligada ao Cromossomo X

Jay S. Duker

## 14.2

## Resumo

Retinosquise ligada ao X ou retinosquise juvenil (RJLX) é uma desordem hereditária que afeta apenas os homens. É causada por mutações no gene da retinosquise (RS-1). Existe considerável variabilidade no início e na gravidade da doença.

As características clínicas são alterações císticas da retina na mácula (maculopatia estrelada) e elevações da retina periférica como resultado de retinosquise (Figs. 1 e 2). Opacidades vítreas sobre a esquise periférica, hemorragia vítrea e descolamento de retina também podem ocorrer. A OCT é a modalidade de imagem mais útil disponível para confirmar o diagnóstico.

## Principais Achados na OCT

- Ocorre a divisão (esquise) das camadas interna e externa da retina (Figs. 1 e 3).
- As alterações císticas retinianas do polo posterior nas camadas interna e externa da retina assemelham-se ao edema macular cistoide, mas se estendem além da mácula e não resultam em espessamento macular extenso.

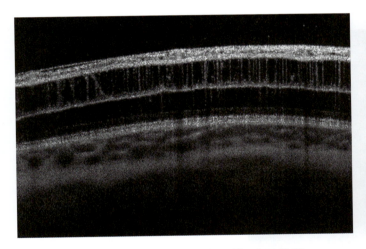

**FIG. 1.** OCT de paciente com retinosquise juvenil ligada ao X. Observe a divisão da retina interna e externa sem evidência de descolamento da retina.

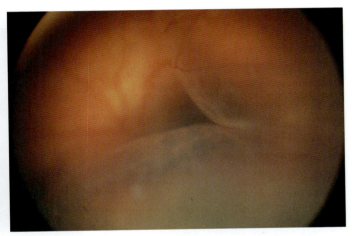

**FIG. 2.** Retinografia correspondente mostrando extensa elevação da retina periférica.

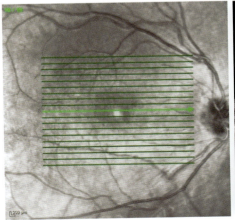
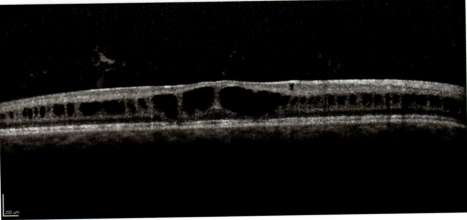

**FIG. 3.** OCT macular de um paciente do sexo masculino de 16 anos de idade mostrando típica esquise interna e externa difusamente através do polo posterior.

# Albinismo Oculocutâneo
### 14.3
Jay S. Duker

## Resumo

O albinismo ocular pode ocorrer clinicamente de várias formas. Se apenas os olhos estão envolvidos, é denominado *albinismo ocular*, que, em geral, é mais herdado como recessivo ligado ao X. Se a pele e os olhos são afetados, é denominado como albinismo oculocutâneo (albinismo OC). O albinismo OC é, na maioria das vezes, hereditário autossômico recessivo. Clinicamente, o fundo de olho é sempre hipopigmentado, mas pode ser difícil, em uma criança pequena, diferenciar normal de uma doença. No entanto, as crianças mais afetadas apresentam nistagmo e transiluminação da íris (Fig. 1). Curiosamente, os indivíduos afetados não têm nictalopia ou problemas de visão de cores. O achado clínico clássico é a atenuação do reflexo foveal (Fig. 2). Em pacientes com albinismo OC, é importante descartar a síndrome de Hermansky-Pudlak e a síndrome de Chediak-Higashi, pois esses distúrbios podem estar associados a importantes anormalidades hematológicas.

## Principais Achados na OCT

- Ausência ou atenuação grave da depressão foveal (Fig. 3).

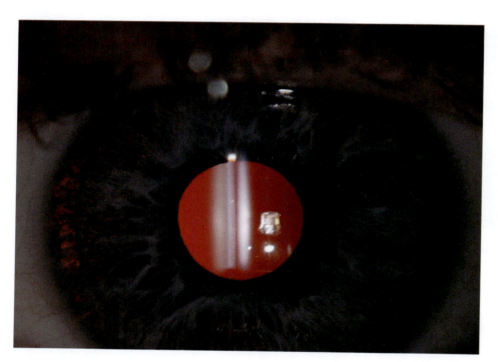

**FIG. 1**. Os defeitos típicos de transiluminação da íris são visualizados com retroiluminação.

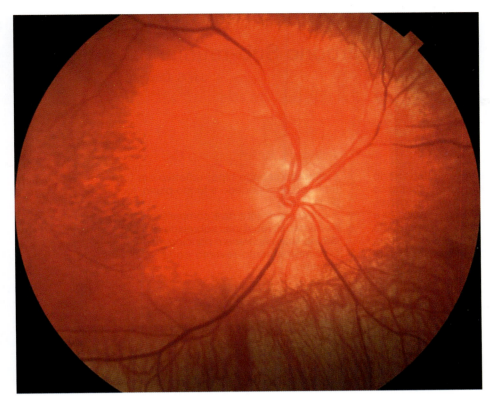

**FIG. 2**. Retinografia colorida representativa de um paciente com albinismo oculocutâneo. Há atenuação do reflexo foveal e hipopigmentação de todo o fundo.

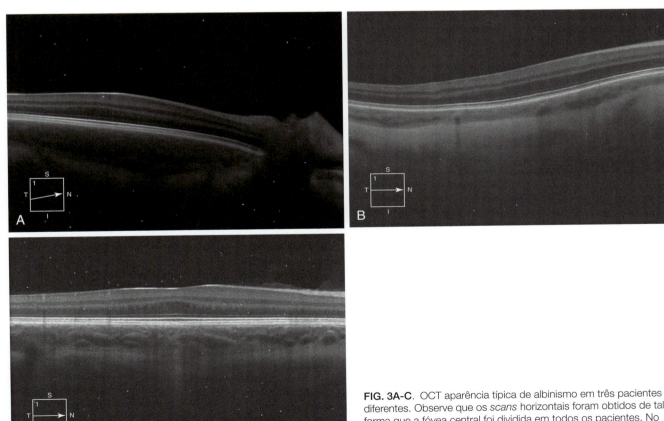

**FIG. 3A-C**. OCT aparência típica de albinismo em três pacientes diferentes. Observe que os *scans* horizontais foram obtidos de tal forma que a fóvea central foi dividida em todos os pacientes. No entanto, a depressão foveal está ausente como principal característica da doença.

# Perfluorocarbono Sub-retiniano

Jay S. Duker

## 14.4

## Resumo

Perfluorocarbono (PFC) é um líquido denso e sintético usado durante a cirurgia de vitrectomia para aplanar a retina. A migração inadvertida desse líquido para o espaço sub-retiniano é possível. A OCT é a modalidade diagnóstica mais útil para detectar a presença de PFC sub-retiniano, no qual tem uma aparência distinta. É importante diferenciar essa entidade de outras condições patológicas sub-retinianas nas quais o manejo pode ser inteiramente diferente.

## Principais Achados na OCT

- Existe um espaço hiper-refletivo em forma de cúpula com um topo arredondado e fundo plano, localizado sob a retina (Figs. 1 e 2).
- A refletividade interna é comparável ao vítreo normal.
- As camadas retinianas sobrejacentes são agrupadas em uma lâmina fina e aparecem principalmente hiper-refletivas.
- O sombreamento reverso pode estar presente em toda a coroide.

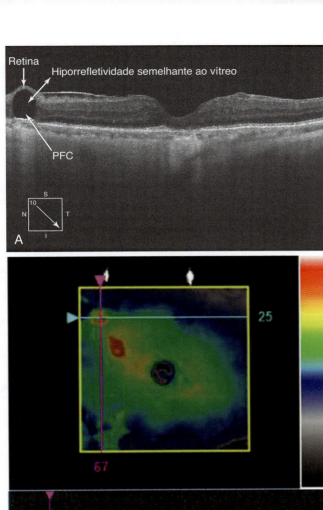

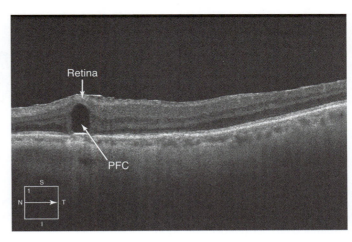

**FIG. 2.** Bolha líquida PFC embaixo da mácula mostrando características, incluindo topo arredondado, fundo plano e compressão da retina acima.

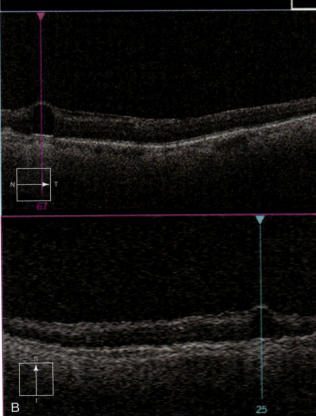

**FIG. 1.** (**A**) OCT estrutural mostra líquido PFC sob a mácula nasal. (**B**) O mapa de espessura é mostrado centrado na bolha de PFC.

## Edema Macular Diabético | 15.1
Nadia K. Waheed

### Resumo

O edema macular diabético (EMD) é caracterizado por espessamento e edema da mácula que pode se desenvolver em qualquer estágio da retinopatia diabética. Níveis elevados de glicose no sangue danificam a microcirculação retiniana, resultando em permeabilidade anormal e isquemia. O aumento da permeabilidade dos vasos resulta em vazamento de exsudato fluido e lipídios para a retina ao redor, distorcendo a arquitetura retiniana normal e reduzindo a acuidade visual quando próximo à fóvea (Figs. 1 e 2). Edema macular clinicamente significativo foi bastante substituído por edema macular envolvendo o centro como indicação para o tratamento na era dos anti-VEGFs. A OCT é o teste auxiliar mais importante no diagnóstico de EMD, monitorando o tratamento e acompanhando a progressão.

### Principais Achados na OCT

- Acúmulo de fluido sub e intrarretiniano são as principais características do EMD evidentes na OCT (Fig. 3).
- Há diminuição da refletividade das camadas retinianas externas na OCT devido ao aumento da espessura foveal.
- Os exsudatos podem ser vistos como pontos hiper-refletivos dentro da retina.

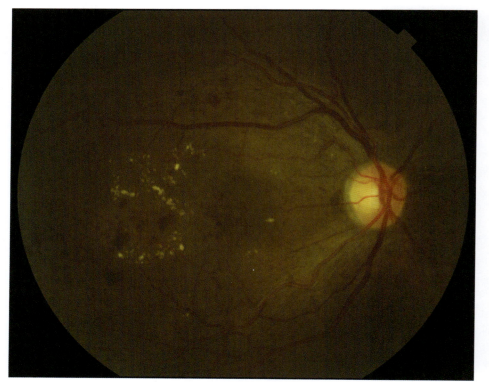

**FIG. 1**. A retinografia colorida mostra exsudatos duros, hemorragias intrarretinianas, microaneurismas e manchas algodonosas.

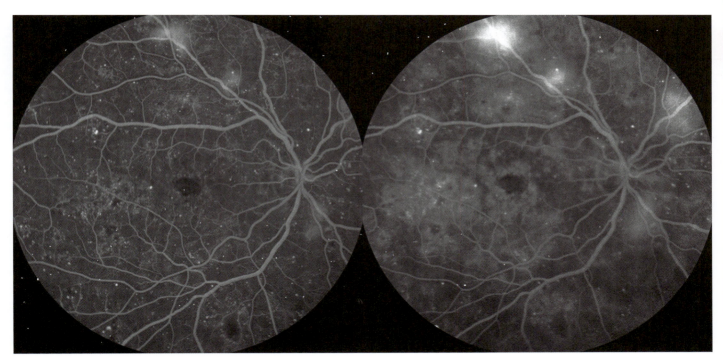

**FIG. 2**. A angiografia fluoresceínica em fases iniciais destaca os microaneurismas e nas fases tardias mostra vazamento difuso no polo posterior.

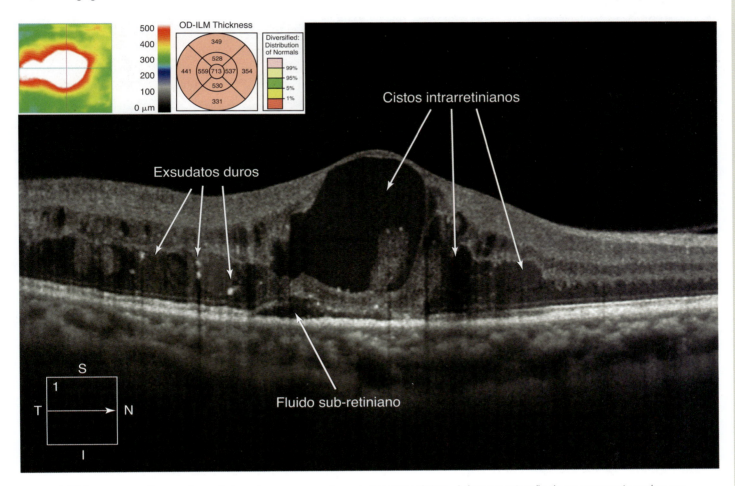

**FIG. 3**. OCT B-*scan* na região macular central mostra espessamento com alterações císticas. A área e a extensão do espessamento podem ser visualizadas pela representação de cores falsas do mapa de espessura sobre o C-scan (*acima*). O mapa da espessura da retina também fornece informações quantitativas sobre o espessamento. Exsudatos duros podem ser vistos como um acúmulo hiper-refletivo. Há também uma linha de fluido sub-retiniano com distorção sobrejacente do segmento interno/externo, zona segmentar/elipsoide.

# Retinopatia Diabética não Proliferativa

Nadia K. Waheed

## 15.2

## Resumo

A retinopatia diabética não proliferativa (RDNP) representa os estágios iniciais da retinopatia causada pelo diabetes. Danos aos pequenos vasos sanguíneos da retina podem resultar na formação de infartos da camada de fibras nervosas (manchas algodonosas), exsudatos duros (Fig. 1) e hemorragias intra-rretinianas. Outras anormalidades microvasculares, incluindo microaneurismas e vasos dilatados ou tortuosos, também podem se desenvolver (Fig. 2). Anormalidades microvasculares intrarretinianas e *beading* venoso (IRMA) podem surgir em RDNP grave. A RDNP é classificada em leve, moderada e grave com base no risco de desenvolvimento de neovascularização.

A perda de visão na RDNP ocorre principalmente devido ao desenvolvimento do edema macular diabético (EMD), que pode ocorrer em qualquer fase da doença (Fig. 3).

## Principais Achados na OCT

- Exsudatos duros aparecem como aglomerados hiper-refletivos na retina.
- Os microaneurismas têm uma refletividade interna homogênea e uma borda externa hiper-refletiva.
- Manchas algodonosas se manifestam como áreas de hiper-refletividade dentro da camada de fibras nervosas.

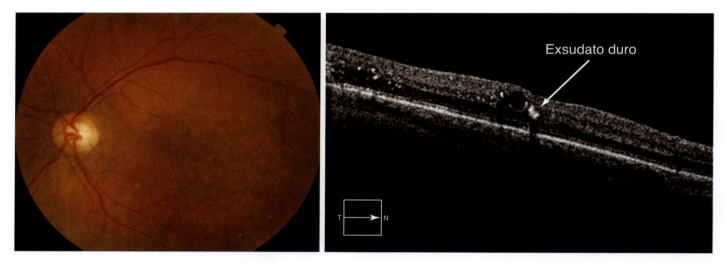

**FIG. 1**. A retinografia colorida e o exame correspondente da OCT mostram exsudato duro. Os exsudatos duros aparecem como formações irregulares, lesões intrarretinianas, hiper-refletivas na imagem da OCT.

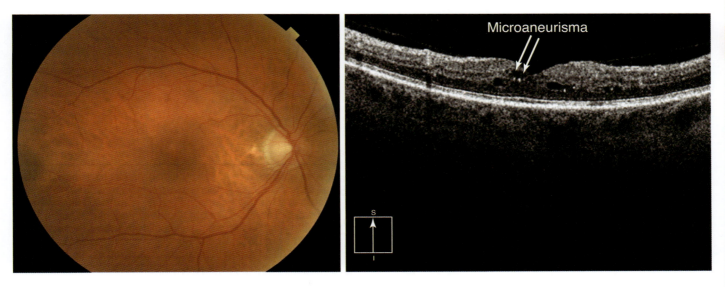

**FIG. 2.** A retinografia colorida e a OCT correspondente mostram microaneurismas.

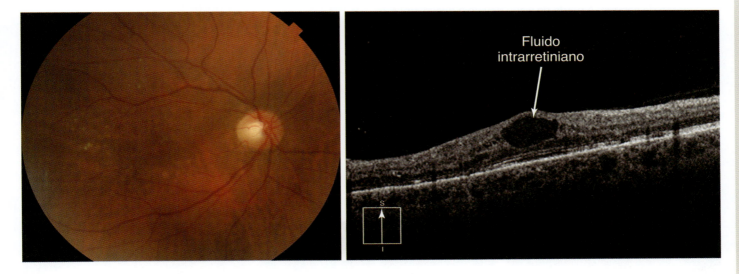

**FIG. 3.** A retinografia colorida e a OCT correspondente mostram fluido intrarretiniano.

# Retinopatia Diabética Proliferativa

Nadia K. Waheed

## 15.3

## Resumo

Níveis elevados de glicose no sangue durante um período prolongado danificam a microvasculatura da retina e resultam em isquemia. Em resposta, fatores como o fator de crescimento endotelial vascular são liberados da retina isquêmica, induzindo a formação de novos vasos sanguíneos. Esses novos vasos sanguíneos são frequentemente frágeis e propensos a vazamentos. A retinopatia diabética proliferativa (RDP) é caracterizada por neovascularização decorrente do disco óptico e da retina, que pode causar hemorragia pré-retiniana e vítrea (Figs. 1 e 2). A fibrose subsequente dos neovasos cria forças tracionais que levam ao descolamento da retina (Fig. 3). A perda da visão pode ocorrer como resultado da hemorragia induzida pela RDP, mas isso geralmente se resolve como resultado da reabsorção do sangue. A perda de visão devido a descolamento tracional envolvido pela mácula é geralmente permanente. A OCT é bastante útil para documentar a presença de descolamentos tracionais de retina dentro da mácula, particularmente em descolamentos mais planos.

## Pontos-chave

- A RDP é caracterizada pela formação de neovasos sanguíneos da retina.
- A neovascularização na OCT pode ser vista como alças de vasos sanguíneos hiper-refletivos que se projetam para a retina.
- Os descolamentos tracionais de retina são definidos pela presença de fluido sub-retiniano. Eles são distinguidos por bandas de tração sobrepostas.

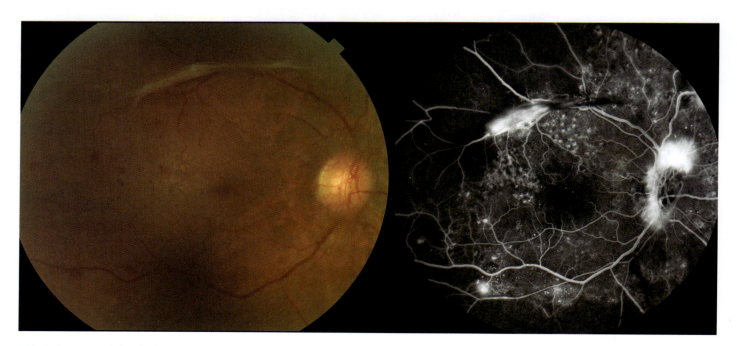

**FIG. 1.** A neovascularização da arcada temporal superior da retina e do disco óptico é vista tanto na retinografia colorida como na angiografia fluoresceínica associada.

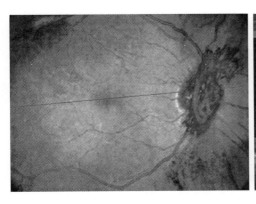
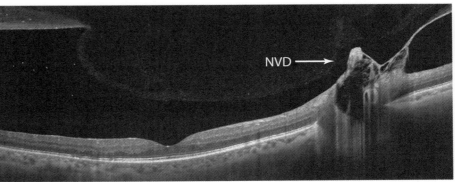

**FIG. 2.** OCT correspondente à Figura 1. O *scan* linear através da área da neovascularização do disco óptico revela neovascularização hiper-refletiva na cavidade vítrea. *NVD*, neovascularização do disco.

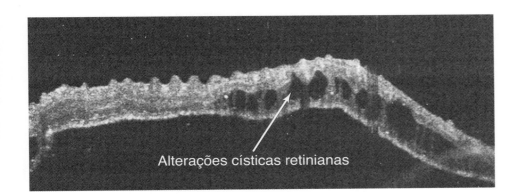

**FIG. 3.** O descolamento de retina tracional visto na OCT corresponde à neovascularização superotemporal observada na Figura 1. Há espessamento da retina com alterações císticas associadas.

## Oclusão do Ramo da Veia Central da Retina

Caroline R. Baumal

# 16.1

### Resumo

A oclusão do ramo da veia central retina da retina (ORVR) deve-se ao bloqueio de um dos ramos da veia central da retina. A patogênese envolve compressão mecânica de um tributário aterosclerótico da artéria retiniana, alterações vasculares degenerativas e formação de trombo. É o segundo distúrbio vascular da retina mais comum após retinopatia diabética. A incidência de 5 anos é de 0,6% e aumenta com a idade. A idade típica de início é entre 60 e 70 anos, com um intervalo variável. Os fatores de risco incluem hipertensão, doença cardiovascular, hiperlipidemia, obesidade e glaucoma. A hipercoagulabilidade pode desempenhar um papel em alguns casos. O exame clínico revela dilatação e tortuosidade do ramo da veia retiniana obstruída associada às hemorragias retinianas. Manchas algodonosas, exsudatos lipídicos, edema macular, neovascularização da retina e não perfusão capilar podem ser características concomitantes.

Imagens da retina com OCT e angiografia com fluoresceína podem ajudar na determinação do prognóstico e da terapia. A ORVR geralmente tem um bom prognóstico. A acuidade visual depende da área de isquemia retiniana e do estado da fóvea. O tratamento das sequelas da ORVR (especificamente edema macular ou neovascularização) pode incluir agentes anti-VEGF, corticosteroides intraoculares e fotocoagulação a laser.

### Principais Achados na OCT

- A OCT é fundamental para diagnosticar o edema macular associado, determinar se a fóvea está envolvida e determinar a resposta à terapia.
- Os achados da OCT incluem edema macular cistoide, hiper-refletividade intrarretiniana das hemorragias, sombreamento de edema e hemorragias e líquido sub-retiniano (Fig. 1).
- Mesmo com a resolução do edema macular cistoide, a ruptura da camada de fotorreceptores foveais, especificamente a camada elipsoide e a membrana limitante externa, tem sido associada a um prognóstico visual pior.

**BIBLIOGRAFIA**

Kang HM, Chung EJ, Kim YM, et al. Spectral-domain optical coherence tomography (SD-OCT) patterns and response to intravitreal bevacizumab therapy in macular edema associated with branch retinal vein occlusion. *Graefes Arch Clin Exp Ophthalmol*. 2013;251(2):501-508.

Lim HB, Kim MS, Jo YJ, et al. Prediction of retinal ischemia in branch retinal vein occlusion: spectral-domain optical coherence tomography study. *Invest Ophthalmol Vis Sci*. 2015;56(11):6622-6629.

Spaide RF, Lee JK, Klancnik Jr JK, et al. Optical coherence tomography of branch retinal vein occlusion. *Retina*. 2003;23:343-347.

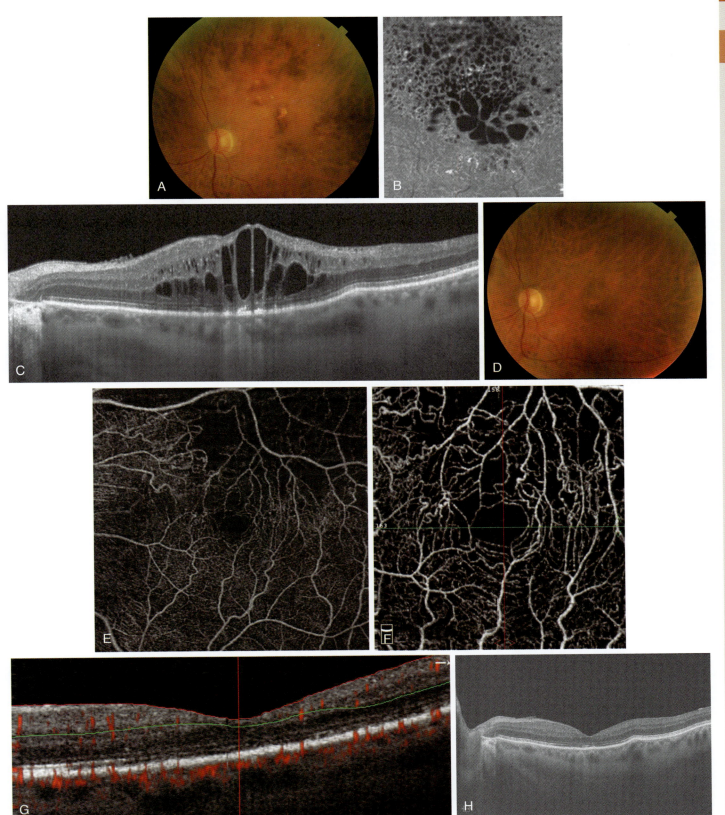

**FIG. 1.** (**A** a **H**). (**A**) Retinografia colorida do olho esquerdo demonstrando uma oclusão do ramo da veia central da retina superotemporal com hemorragias retinianas proeminentes. (**B**) A OCT *en-face* demonstra edema macular cistoide com hiper-refletividade secundária a cistos intrarretinianos. (**C**) OCT B-*scan* demonstra edema macular cistoide. (**D**) Retinografia colorida do olho esquerdo demonstrando resolução das hemorragias. (**E** e **F**). A angiografia por OCT dos plexos superficial e profundo demonstra a dilatação dos vasos, a tortuosidade dos vasos e o abandono capilar, indicando isquemia da retina. (**G**) OCT-B *scan* com sobreposição de fluxo de angiografia. (**H**) OCT B-*scan* da mácula mostrando a resolução do edema, mas com sequela sobre a membrana limitante externa e possível disrupção da junção IS/OS na retina externa.

# Oclusão da Veia Central da Retina

Nadia K. Waheed | Caroline R. Baumal

## Resumo

A oclusão da veia central da retina (OVCR) resulta da oclusão da veia central da retina na ou proximal à lâmina cribosa. A veia central da retina é o principal sistema de drenagem venosa da retina interna e a interrupção do fluxo pode resultar em perda visual grave por isquemia, edema macular e/ou neovascularização. Acredita-se que a patogênese da OVCR siga os princípios da tríade de Virchow para trombose venosa, envolvendo dano na parede vascular, estase do fluxo sanguíneo e hipercoagulabilidade. A prevalência e incidência de 15 anos de OVRC é de 0,2%.

Os fatores de risco incluem idade avançada, diabetes melito, hiperlipidemia, hipertensão, doença cardiovascular, obesidade, hipertensão ocular, glaucoma e estados de hipercoagulabilidade.

A OVCR é classificada como não isquêmica, que é uma forma mais branda, ou como isquêmica; isso tem implicações para o prognóstico e o tratamento. Os achados clínicos incluem dilatação e tortuosidade das veias retinianas e hemorragias retinianas nos quatro quadrantes (Fig. 1A, B, C), edema do disco óptico, manchas algodonosas (infartos da camada de fibras nervosas), exsudato lipídico, edema macular cistoide, isquemia retiniana e sequelas posteriores de neovascularização de íris e ângulo levando a glaucoma em subtipos de OVCR isquêmico. Os achados da angiofluoresceinografia incluem enchimento venoso tardio, não perfusão capilar retiniana, coloração das veias da retina, edema retiniano e neovascularização. O tratamento inclui a maximização do controle de fatores de risco sistêmicos, injeção intravítrea de anti-VEGF ou corticosteroides, além de panfotocoagulação a laser para neovascularização significativa.

## Principais Achados na OCT

- A OCT é fundamental para diagnosticar edema macular associado, avaliar as camadas retinianas envolvidas e determinar a resposta à terapia (Figs. 2 e 3).
- A acuidade visual correlaciona-se inversamente com o espessamento macular medido com OCT.
- Após o tratamento do edema macular, a descontinuidade dos fotorreceptores (especialmente a zona elipsoide) e a arquitetura retiniana correlacionam-se com pior acuidade visual.

### BIBLIOGRAFIA

Laouri M, Chen E, Looman M, et al. The burden of disease of retinal vein occlusion: review of the literature. *Eye (Lond)*. 2011;25(8):981-988.

Martinet V, Guigui B, Glacet-Bernard A, et al. Macular edema in central retinal vein occlusion: correlation between optical coherence tomography, angiography and visual acuity. *Int Ophthalmol*. 2012;32(4):369-377.

Shin HJ, Chung H, Kim HC. Association between integrity of foveal photoreceptor layer and visual outcome in retinal vein occlusion. *Acta Ophthalmol*. 2011;89:e35-e40.

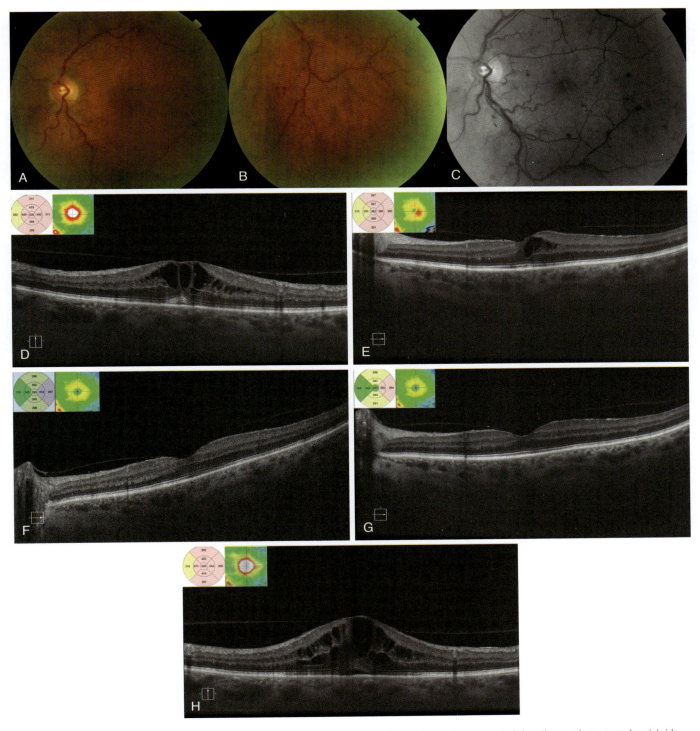

**FIG. 1.** (**A – C**) Retinografias coloridas e em *red-free* de um paciente apresentando leve oclusão da veia central da retina e edema macular cistoide (EMC). (**D**) OCT B-scan revela EMC com grandes cistos centrais na camada nuclear interna e cistos perifoveais menores. Observe a aderência vitreomacular. (**E**) Quatro semanas após o tratamento com anti-VEGF, a espessura subfoveal central é reduzida para 362 μm e a acuidade melhorada para 20/40. (**F**) Três meses após duas injeções de anti-VEGF, o edema macular cistoide foi resolvido, e a acuidade retornou para 20/20. (**G**) Após três injeções de anti-VEGF, o EMC foi completamente resolvido. Neste momento nenhum tratamento foi dado. (**H**) O EMC recidivou 6 meses após a apresentação com uma espessura subfoveal central de 655 μm. Seu último tratamento com anti-VEGF foi de 3 meses antes da recorrência de EMC.

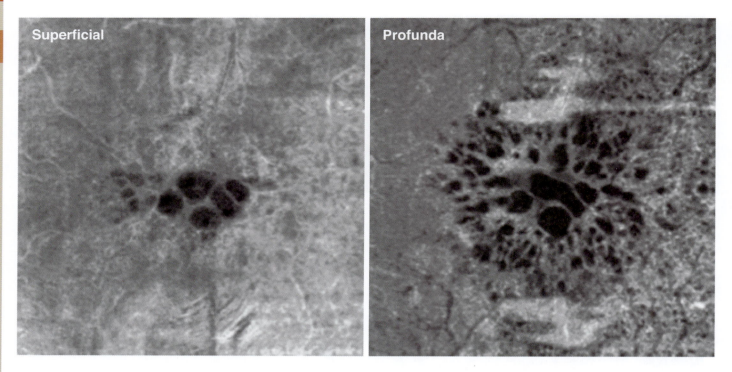

**FIG. 2.** As imagens *en-face* destacam que os cistos negros são mais proeminentes na retina profunda do que na retina superficial.

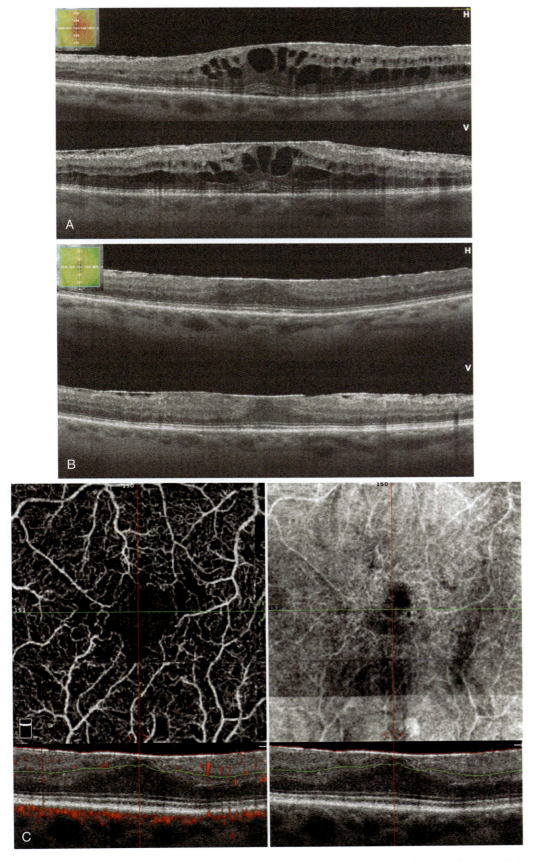

FIG. 3. (A) Dois OCTs B-scans centrados na fóvea. Os cistos intrarretinianos são grandes centralmente e diminuem de tamanho na região perifoveal. Uma pequena quantidade de fluido sub-retiniano e uma membrana epirretiniana podem ser vistas. A espessura foveal central mede 560 μm. (B) Quatro semanas após o tratamento com anti-VEGF, os cistos foram resolvidos, mas a membrana epirretiniana residual é aparente. (C) Angiografia por OCT mostra espaços capilares anormalmente alargados mesmo que não haja EMC.

# Oclusão do Ramo da Artéria Central da Retina

Caroline R. Baumal

## 17.1

## Resumo

A oclusão da artéria retiniana de ramo (ORAR) resulta da obstrução de um dos ramos da artéria central da retina. A causa mais comum é embolia secundária a placas carotídeas ou cardíacas. Causas não usuais menos comuns incluem vasoespasmo e distúrbios inflamatórios e de hipercoagulação. A avaliação médica para doença cardiovascular e carotídea é indicada devido à associação com o aumento da morbimortalidade. Os pacientes geralmente têm 70 anos ou mais e apresentam perda visual parcial, indolor e unilateral.

A amaurose fugaz que precede a perda persistente da visão pode representar êmbolos causando oclusão temporária da artéria retiniana com subsequente liberação para a circulação distal. A localização da ORAR é frequentemente na bifurcação da artéria retiniana, onde o lúmen da artéria é mais estreito. A palidez isquêmica da retina e o edema retiniano interno se desenvolvem ao longo do trajeto do ramo da artéria ocluído. Outras características incluem o êmbolo visível em 60% dos olhos, estreitamento e *boxcarring* do vaso afetado, segmentação do fluxo sanguíneo e manchas algodonosas. As características clínicas geralmente são diagnósticas na ORAR aguda, mas a angiografia com fluoresceína e a OCT são úteis para demonstrar as características da ORAR (Fig. 1). A OCT pode ser uma ótima ajuda no diagnóstico da atrofia retiniana interna e na perda da arquitetura da camada retiniana interna após a resolução dos achados agudos da ORAR.

## Principais Achados na OCT

- A OCT pode demonstrar danos estruturais à retina interna na ORAR.
- Agudamente, a OCT demonstra hiper-refletividade aumentada nas camadas retinianas internas afetadas e espessamento da retina onde ocorreu a oclusão.
- Alterações retinianas internas na ORAR aguda podem sombrear detalhes das camadas retinianas externas subjacentes.
- Na ORAR crônica, a OCT revela atrofia na camada de fibras nervosas e na retina interna, enquanto a camada nuclear externa e as camadas adjacentes de fotorreceptores/EPR retêm sua espessura fisiológica.
- OCTA pode caracterizar déficits de fluxo em olhos com ORAR aguda para diferenciar o envolvimento dos plexos retinianos internos.

### BIBLIOGRAFIA

Chu YK, Hong YT, Byeon SH, et al. In vivo detection of acute ischemic damage in retinal arterial occlusion with optical coherence tomography: a "prominent middle limiting membrane sign". *Retina*. 2013;33(10):2110-2117.

Coady PA, Cunningham ET, Vora RA, et al. Spectral domain optical coherence tomography findings in eyes with acute ischaemic retinal whitening. *Br J Ophthalmol*. 2015;99(5):586-592.

Ritter M, Sacu S, Deak GG, et al. In vivo identification of alteration of inner neurosensory layers in branch retinal artery occlusion. *Br J Ophthalmol*. 2012;96(2):201-207.

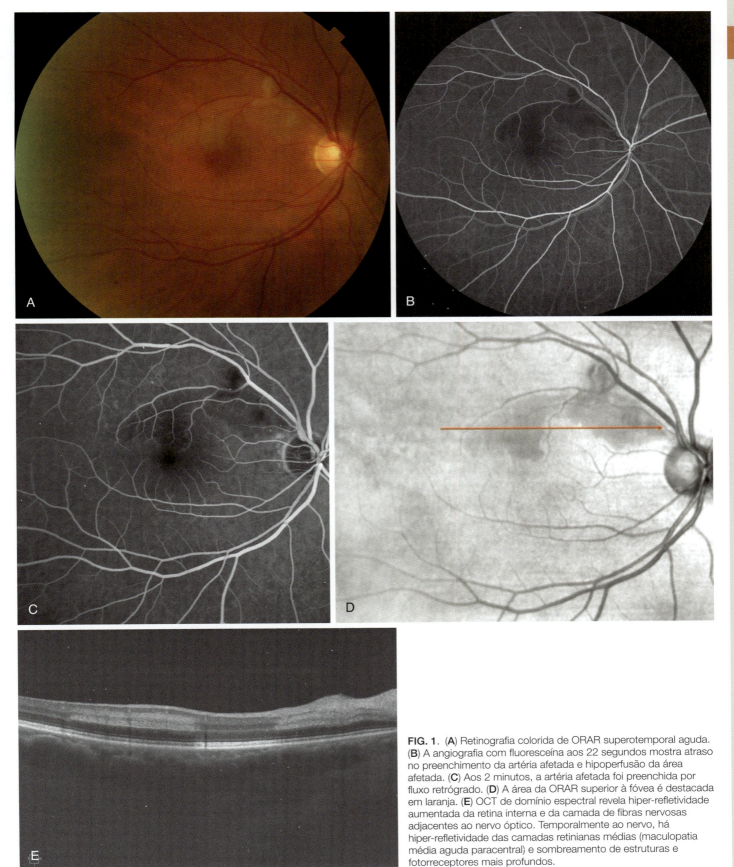

FIG. 1. (A) Retinografia colorida de ORAR superotemporal aguda. (B) A angiografia com fluoresceína aos 22 segundos mostra atraso no preenchimento da artéria afetada e hipoperfusão da área afetada. (C) Aos 2 minutos, a artéria afetada foi preenchida por fluxo retrógrado. (D) A área da ORAR superior à fóvea é destacada em laranja. (E) OCT de domínio espectral revela hiper-refletividade aumentada da retina interna e da camada de fibras nervosas adjacentes ao nervo óptico. Temporalmente ao nervo, há hiper-refletividade das camadas retinianas médias (maculopatia média aguda paracentral) e sombreamento de estruturas e fotorreceptores mais profundos.

# Oclusão da Artéria Central da Retina

## 17.2

Nadia K. Waheed | Caroline R. Baumal

## Resumo

A oclusão da artéria central da retina (OACR) resulta da obstrução da artéria central da retina, que é um importante ramo da artéria oftálmica. A artéria central da retina fornece oxigênio e nutrientes para a retina interna e a superfície do nervo óptico. A causa da oclusão é muitas vezes embólica, mas também pode ser trombótica, inflamatória, traumática ou de vasoespasmo. Em pacientes com mais de 70 anos de idade, a arterite de células gigantes é a provável causa subjacente, mais do que em pacientes mais jovens. Os fatores de risco incluem aterosclerose, doença cardíaca, coagulopatias, faixa etária entre 60 e 65 anos, sexo masculino, tabagismo e diabetes melito. Fatores de risco adicionais incluem endocardite, mixoma atrial, doenças inflamatórias dos vasos sanguíneos e predisposição a coágulos sanguíneos. Os pacientes geralmente apresentam perda de visão súbita, aguda, indolor e unilateral. A acuidade é de conta dedos/ movimentos da mão em 75% a 90% dos olhos na apresentação. A fundoscopia revela uma "mancha vermelha cereja" central, cercada por retina isquêmica pálida. A cor branca pálida é secundária à isquemia retiniana interna; a mancha vermelha é a fóvea central poupada, que recebe seu suprimento de sangue apenas da circulação da coroide. A artéria pode se recanalizar com o tempo, e o edema interno desaparece com a atrofia resultante. A atrofia óptica leva à perda permanente da visão. O prognóstico para a recuperação visual é ruim e mais de 90% têm visão final de conta dedos ou pior. Danos irreversíveis ao tecido neural ocorrem após apenas 90 minutos, e não há tratamento efetivo para as causas embólicas da OACR.

O diagnóstico é determinado com base na história e nas características clínicas. A angiofluoresceinografia mostra o enchimento tardio da artéria central. A OCT revela agudamente o espessamento retiniano interno, a hiperluscência e a perda de distinção entre as camadas internas da retina. Na OACR crônica há afinamento retiniano interno com EPR intacto.

## Principais Achados na OCT

- OCT em OACR aguda demonstra espessamento retiniano interno e EPR; fotorreceptores e camada nuclear externa parecem relativamente pouco afetados (Figs. 1 e 2).
- Na OACR crônica há atrofia retiniana interna e perda da depressão foveal (Fig. 2).

### BIBLIOGRAFIA

Ahn SJ, Woo SJ, Park KH, et al. Retinal and choroidal changes and visual outcome in central retinal artery occlusion: An optical coherence tomography study. *Am J Ophthalmol*. 2015;159(4):667-676.

Chen H, Chen X, Qiu Z, et al. Quantitative analysis of retinal layers' optical intensities on 3D optical coherence tomography for central retinal artery occlusion. *Sci Rep*. 2015;5:9269. doi: 10.1038/srep09269.

Kapoor KG, Barkmeier AJ, Bakri SJ. Optical coherence tomography in retinal arterial occlusions: case series and review of the literature. *Semin Ophthalmol*. 2015;30:74-79.

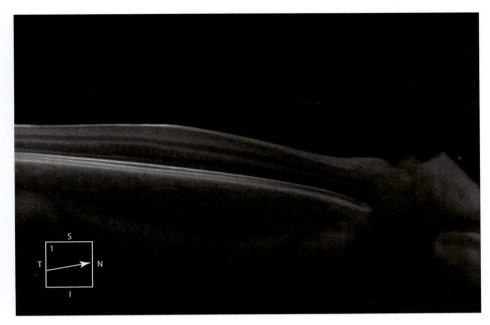

**FIG. 1.** OACR aguda com clareamento perifoveal e mancha vermelha de cereja.

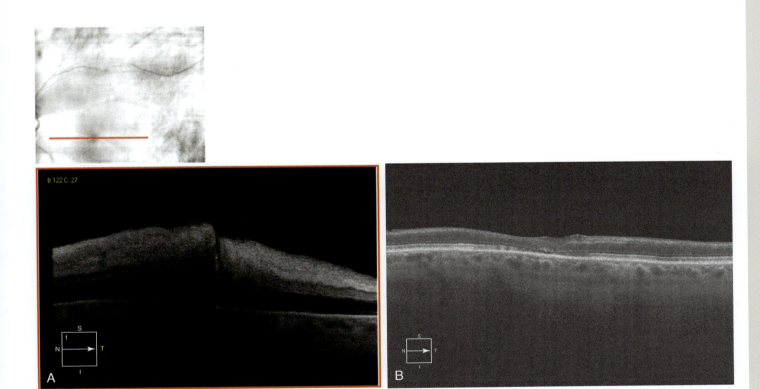

**FIG. 2.** (**A**) Espessamento da retina interna e hiperluscência na OACR aguda, sombreando os detalhes da elipsoide e coroide. (**B**) Um ano depois, há perda da arquitetura retiniana interna e não há depressão foveal distinta. O EPR permanece intacto.

SEÇÃO 18: UVEÍTES NÃO INFECCIOSAS

# Retinocoroidopatia de Birdshot

Eduardo Uchiyama

## 18.1.1

## Resumo

A retinocoroidopatia Birdshot (RCBS) é uma desordem inflamatória crônica idiopática bilateral que afeta predominantemente a retina e a coroide. É caracterizada por leve inflamação da câmara anterior, vitreíte, vasculite retiniana e presença de múltiplas lesões de fundo de olho hipopigmentadas. A RCBS está fortemente associada ao antígeno leucocitário humano (HLA)-A29 (Fig. 1). A OCT é a modalidade de imagem mais comum usada para monitorar a atividade da doença e a resposta ao tratamento. As alterações maculares visíveis na OCT na apresentação variam amplamente e incluem aparência normal, leve ruptura da arquitetura da retina (Figs. 2–7) e até mesmo alterações severas, edematosas ou atróficas. É muito importante detectar e monitorar o edema macular cistoide (EMC), porque esta é a causa mais comum de diminuição da visão em pacientes com RCBS. OCT com imagem de profundidade aumentada (EDI-OCT) pode revelar afinamento de coroide em casos de longa duração, além de afinamento macular. Não há relação consistente entre as lesões vistas na OCT e as lesões observadas clinicamente ou na angiografia com indocianina verde (ICGA). Além do EMC, outras características secundárias do RCBS associadas à perda da visão incluem formação da membrana epirretiniana (MER), adelgaçamento da retina, membrana neovascular de coroide (NVC) e buraco macular lamelar. Em casos avançados, a disfunção retiniana difusa pode causar perda severa da visão associada ao afinamento da retina e à ruptura do segmento interno/segmento externo/zona elipsoide (IS/IO/EZ) na OCT.

## Principais Achados na OCT

- EMC é a principal de baixa visão.
- O afinamento e a ruptura da retina na IS/OS/EZ pioram à medida que a doença progride e correlaciona-se com a perda da visão.
- Após o tratamento bem-sucedido, a OCT demonstra a resolução da EMC e, em alguns pacientes, a melhora da retina externa.
- EDI-OCT é útil para avaliar melhor a coroide em casos de longa duração (Figs. 4–5).
- Similar a outras condições coriorretinianas inflamatórias, MER e a formação de NVC podem ocorrer secundariamente.

**BIBLIOGRAFIA**

Uchiyama E. Birdshot retinochoroidopathy. In: Papaliodis G, editor. *Uveitis: A Practical Guide to the Diagnosis and Treatment of Intraocular Inflammation*. Geneva: Springer; 2017.

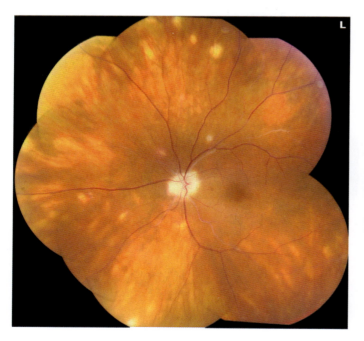

FIG. 1. Retinografia colorida de paciente com RCBS mal controlada. Lesões de Birdshot são vistas no polo posterior, juntamente com exsudação perivascular e palidez do disco óptico.

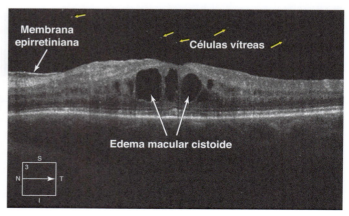

FIG. 2. Um paciente com RCBS recentemente diagnosticado possui características clássicas na OCT, incluindo edema macular cistoide, MER e células vítreas (*setas amarelas*).

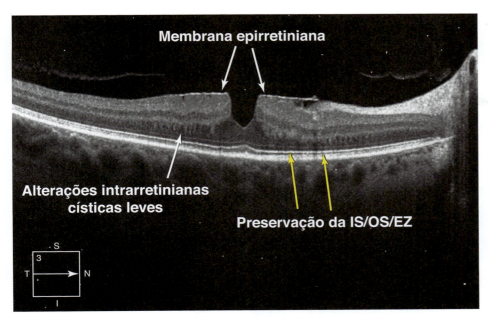

**FIG. 3.** A inflamação crônica levou à formação de MER e alterações císticas leves associadas neste paciente com RCBS. Observe que esse paciente tem doença leve/precoce com preservação da IS/OS/EZ.

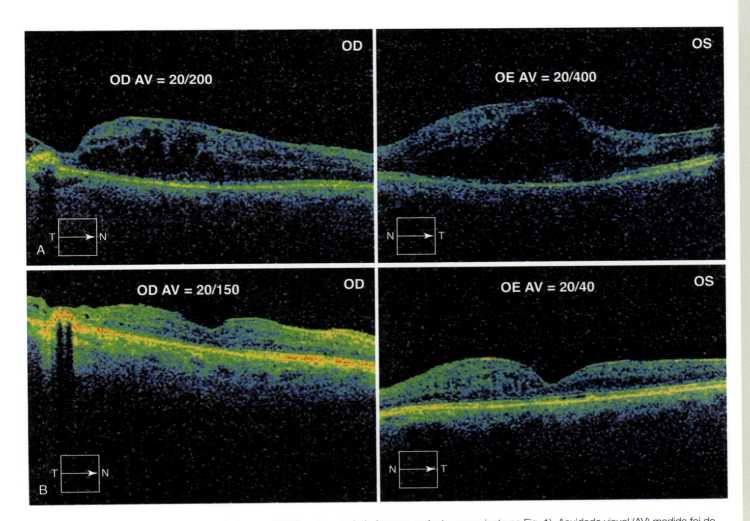

**FIG. 4A e B.** (**A**) EMC bilateral em um paciente com RCBS mal controlada (correspondente ao paciente na Fig. 1). Acuidade visual (AV) medida foi de 20/200 no olho direito (OD) e 20/400 no olho esquerdo (OE). (**B**) Um ano após o tratamento com micofenolato de mofetil, houve melhora do EMC com progresso da visão para 20/200 no OD e 20/400 no OE.

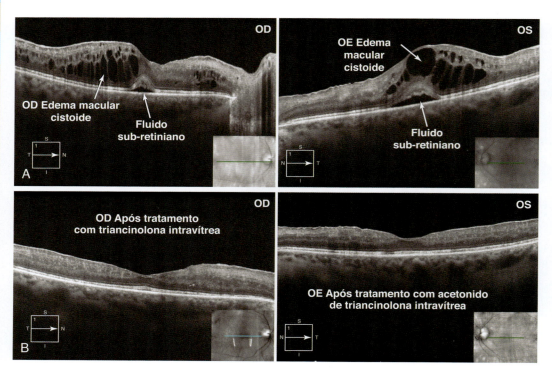

FIG. 5A e B. (A) EMC bilateral e fluido sub-retiniano em um paciente com RCBS. (B) Um mês após o tratamento com triancinolona intravítrea, há resolução rápida do EMC e do fluido sub-retiniano.

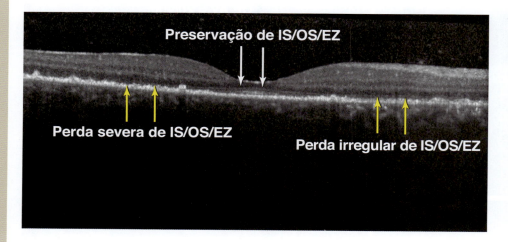

FIG. 6. Perda severa da IS/OS/EZ em um paciente com RCBS ativa. A acuidade visual era de 20/40 por causa da preservação do complexo IS/OS/EZ central.

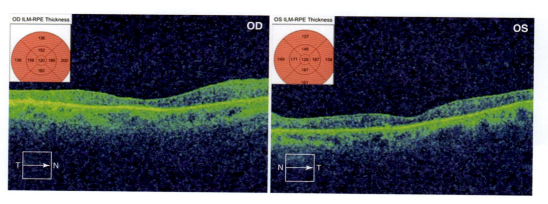

FIG. 7. Atrofia retiniana bilateral grave em um paciente com RCBS de longa duração. A acuidade visual medida foi de conta dedos a 2 pés.

# Epiteliopatia Pigmentar Placoide Multifocal Posterior Aguda

## 18.1.2

Darin R. Goldman

## Resumo

A epiteliopatia pigmentar placoide multifocal posterior aguda (EPPMPA) é uma síndrome pouco compreendida, rara, bilateral, com acometimento da retina externa e/ou coroide, que afeta predominantemente a mácula. Acredita-se que a causa seja uma resposta inflamatória localizada a uma doença viral generalizada recente. A aparência clínica é a de um arranjo multifocal de lesões planas, de cor creme, em uma mancha de tinta ou padrão irregular, geralmente na mácula. O curso clínico é, em sua maioria, autolimitado, marcado por uma fase aguda inicial seguida por uma fase de resolução. A angiofluoresceinografia tem uma aparência típica com hipofluorescência precoce e hiperfluorescência tardia e irregular. Muitas vezes mostra lesões adicionais que não são vistas clinicamente. A OCT pode fornecer informações úteis para ajudar a distinguir essa entidade de outras condições maculares inflamatórias semelhantes. No estágio ativo agudo da doença, a OCT mostra múltiplas disrupções focais do EPR, IS/OS/EZ e membrana limitante externa (MLE), com hiper-refletividade sobrejacente da retina externa limitada à camada nuclear externa e camadas externas. O espessamento localizado da retina interna sobrejacente às lesões ativas tem sido relatado. Raramente, há fluido sub-retiniano e líquido intrarretiniano dentro das camadas retinianas externas, semelhante ao encontrado na síndrome de Vogt-Koyanagi-Harada (Cap. 18.2). Na fase de resolução, os achados da OCT geralmente melhoram com o reaparecimento das bandas retinianas externas, juntamente com a diminuição e eventual resolução da hiper-refletividade da camada nuclear externa. No entanto, podem ocorrer irregularidades localizadas permanentes do EPR e atrofia retiniana externa com perda de fotorreceptores.

## Principais Achados na OCT

- Anormalidades da OCT no EPPMPA correlacionam-se com lesões clinicamente identificáveis.
- Os achados da OCT na fase aguda mostram hiper-refletividade ou disrupção da camada plexiforme externa contígua ao EPR, que inclui os fotorreceptores (Fig. 1A-D, Fig. 2A-E).
- Os achados da OCT na fase de resolução podem normalizar ou deixar defeitos permanentes na camada nuclear externa, IS/OS/EZ e EPR (Fig. 1E, Fig. 2D-F).
- Os achados atípicos da OCT incluem líquido intrarretiniano, líquido sub-retiniano significativo e espessamento localizado da retina interna (Fig. 3).

**BIBLIOGRAFIA**

Goldenberg D, Habot-Wilner Z, Loewenstein A, et al. Spectral domain optical coherence tomography classification of acute posterior multifocal placoid pigment epitheliopathy. *Retina*. 2012;32(7):1403-1410.

Querques G, Querques L, Bux AV, et al. High-Definition OCT Findings in Acute Posterior Multifocal Placoid Pigment Epitheliopathy. *Ophthalmic Surg Lasers Imaging*. 2010;41:e1-e6.

Scheufele TA, Witkin AJ, Schocket LS, et al. Photoreceptor atrophy in acute posterior multifocal placoid pigment epitheliopathy demonstrated by optical coherence tomography. *Retina*. 2005;25(8):1109-1112.

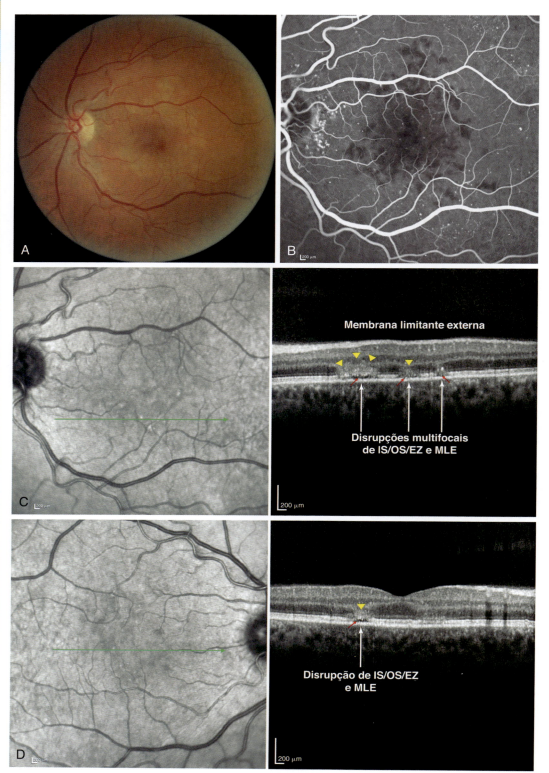

**FIG. 1A-E.** Aparência clínica típica (**A**) e angiografia com fluoresceína (**B**) de EPPMPA na apresentação. (**C**) A OCT correspondente na fase aguda mostra áreas multifocais das bandas IS/OS/EZ e MLE interrompidas com hiper-refletividade anormal da retina externa (*pontas de seta*) que se estende da camada plexiforme externa até o EPR, inclusive dos fotorreceptores. Há líquido sub-retiniano discreto associado a cada lesão (*setas vermelhas*). (**D**) O outro olho mostra achados semelhantes.

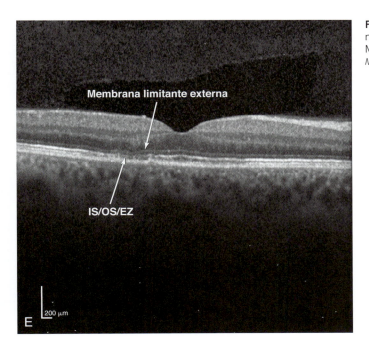

**FIG. 1A-E.** *(Cont.)* (**E**) 2 semanas após a apresentação, a OCT mostra uma normalização da arquitetura retiniana externa com restauração da banda da MLE e IS/OS/EZ, embora permaneçam atenuadas. *(Cortesia Robin A. Vora, MD, e John Lewis, MD.)*

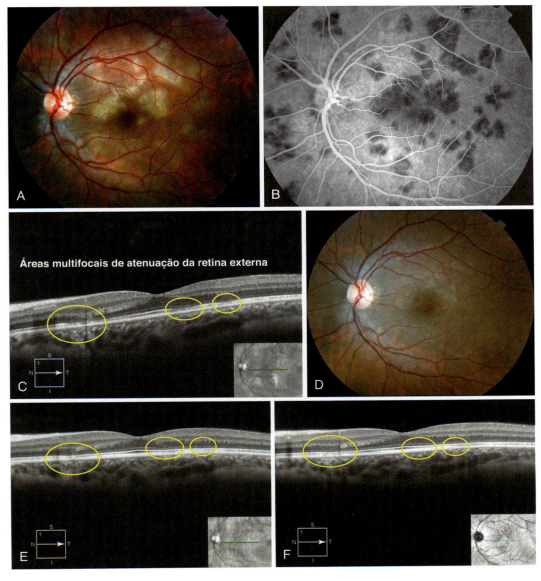

**FIG. 2A-F.** Na apresentação na fase subaguda da EPPMPA, diversas lesões são visíveis clinicamente (**A**) e muito mais visíveis angiograficamente (**B**). OCT mostra áreas multifocais de atenuação da retina externa (*círculos amarelos*) afetando predominantemente os fotorreceptores e o EPR, com relativa preservação da camada nuclear externa (**C**). Seis meses mais tarde, as lesões ativas apresentam resolução (**D**), deixando a agregação de pigmento no nível do EPR com uma normalização quase completa na OCT, embora a atenuação fraca do IS/OS/EZ permaneça (**E**). Essa tendência de normalização continua em 1 ano (**F**). Note as mesmas áreas destacadas por *círculos amarelos* na Figura 2C, E e F. *(Fig. 2A e B com permissão de Reichel, E., Duker, J., Goldman D., Vora R., Fein, J. 2015. Handbook of retinal disease. JP Medical, London.)*

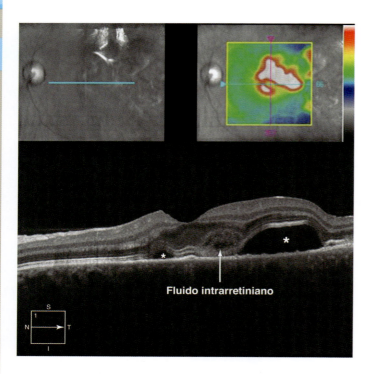

**FIG. 3.** O caso atípico de EPPMPA mostra um fluido sub-retiniano significativo (*asteriscos*) e espessamento cístico localizado da retina externa. Essas características podem assemelhar-se aos achados da síndrome de Vogt-Koyanagi-Harada.

# Síndrome dos Múltiplos Pontos Brancos Evanescentes

## 18.1.3

Darin R. Goldman | Nora W. Muakkassa

## Resumo

Acredita-se que a síndrome dos múltiplos pontos brancos evanescentes (MEWDS) seja uma doença inflamatória da retina externa que ocorre em mulheres míopes jovens. Um pródromo semelhante à gripe pode ocorrer, com sintomas que incluem fotopsias, visão turva ou escotomas. Os achados ao exame podem incluir células vítreas, edema discreto do disco óptico, granulosidade foveal e pequenos pontos brancos no nível da retina profunda. O teste de campo visual pode revelar um escotoma. A angiografia com fluoresceína geralmente mostra uma hiper-fluorescência precoce em forma de grinalda com impregnação tardia. A angiografia com indocianina verde revela manchas hipocianescentes que são geralmente mais numerosas do que as manchas brancas observadas na fundoscopia. A OCT mostra áreas de disrupção no complexo IS/OS/EZ em todo o polo posterior (Figs. 1 e 2). Essas áreas de disrupção são mais difusas do que os pontos brancos focais na fundoscopia. As células vítreas também podem ser visíveis na imagem da OCT. Achados da OCT tipicamente normalizam espontaneamente ao longo do tempo, à medida que os sintomas diminuem e os pontos brancos desaparecem.

## Principais Achados na OCT

- Achados agudos incluem disrupção no complexo IS/OS/EZ.
- Células inflamatórias no vítreo posterior, vistas como pontos hiper-refletivos, podem estar presentes durante a fase aguda.
- A disrupção da IS/OS é difusa e não se correlaciona necessariamente com pontos brancos vistos na fundoscopia.
- O complexo IS/OS/EZ normalmente recupera uma aparência normal após vários meses, embora anormalidades leves possam persistir.

**BIBLIOGRAFIA**

Li D, Kishi S. Restored photoreceptor outer segment damage in multiple evanescent white dot syndrome. *Ophthalmology*. 2009;116:762-770.

Silva RA, Albini TA, Flynn Jr HW. Multiple evanescent white dot syndromes. *J Ophthalmic Inflamm Infect*. 2012;2:109-111.

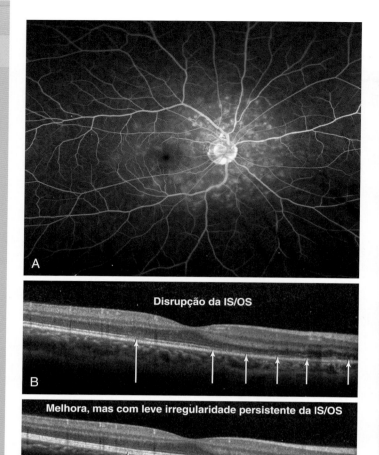
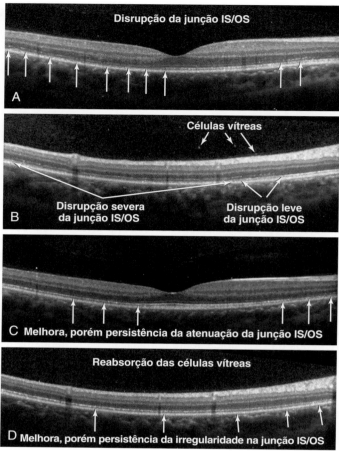

**FIG. 1A-C.** MEWDS. (**A**) A angiografia de fluoresceína em fase tardia revela hiperfluorescência ponteada. (**B**) OCT na apresentação demonstra a disrupção no complexo IS/OS/EZ temporal e nasal à fóvea. (**C**) OCT 6 meses depois mostra uma tendência à normalização da aparência de IS/OS, embora persista uma atenuação leve. *(Imagens cortesia de Trexler Topping, MD.)*

**FIG. 2A-D.** MEWDS. (**A**) OCT na apresentação mostra a interrupção difusa do IS/OS /EZ. (**B**) OCT através da mácula inferior mostra ruptura IS/OS difusa e células inflamatórias no vítreo posterior, que aparecem como pontos hiper-refletivos. (**C**) Quatro meses mais tarde, a OCT mostra melhora, porém persistência de leve na IS/OS. (**D**) Seis meses após a apresentação, a OCT mostra resolução das células vítreas e restauração do complexo IS/OS/EZ, embora persista uma leve irregularidade. *(Cortesia Jeffrey Heier, MD.)*

# Coroidite Serpiginosa
Darin R. Goldman

18.1.4

## Resumo

A coroidite serpiginosa é uma condição inflamatória da coroide que afeta a retina externa e o EPR. A causa é desconhecida, embora a tuberculose deva ser descartada em todos os casos. O curso clínico é marcado por progressão, regressão e recorrências. O(s) olho(s) afetado(s) tipicamente tem(ê) uma lesão unifocal, "em forma de serpente", acinzentada, característica localizada abaixo da retina, em geral na região peripapilar ou macular. Com o tempo, a lesão ativa regride, deixando atrofia generalizada do EPR e coriocapilares subjacentes. Lesões recorrentes muitas vezes iniciam nas bordas de antigas áreas inativas. A perda de visão ocorre como resultado de atrofia subjacente à fóvea ou neovascularização de coroide secundária.

As características da OCT das lesões ativas incluem hiper-refletividade e espessamento da retina externa. Acúmulo homogêneo de material sub-retiniano hiper-refletivo também pode ocorrer. As características da OCT das lesões inativas incluem atrofia generalizada da retina externa e EPR. Imagens de EDI-OCT podem ser úteis para detectar isquemia coroidiana associada a lesões ativas, que devem melhorar com a resolução da doença ativa.

## Principais Achados na OCT

- Lesões ativas apresentam hiper-refletividade homogênea da retina externa que se aglutina com material sub-retiniano semelhante e o EPR subjacente (Fig. 1).
- Lesões inativas mostram atrofia retiniana generalizada e atrofia do EPR. Fibrose sub-retiniana também pode estar presente (Fig. 2).

**BIBLIOGRAFIA**

Carreño E, Fernandez-Sanz G, Sim DA, et al. Multimodal imaging of macular serpiginous choroidopathy from acute presentation to quiescence. *Ophthalmic Surg Lasers Imaging Retina*. 2015;46(2):266-270.

Lim WK, Buggage RR, Nussenblatt RB. Serpiginous choroiditis. *Surv Ophthalmol*. 2005;50(3):231-244.

Punjabi OS, Rich R, Davis JL, et al. Imaging serpiginous choroidopathy with spectral domain optical coherence tomography. *Ophthalmic Surg Lasers Imaging*. 2008;39(4 suppl):S95-S98.

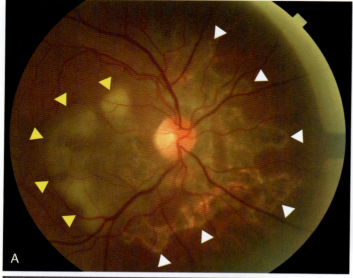
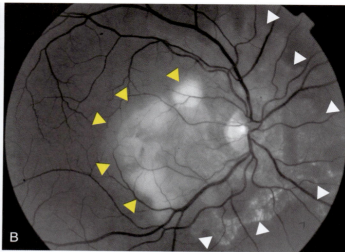
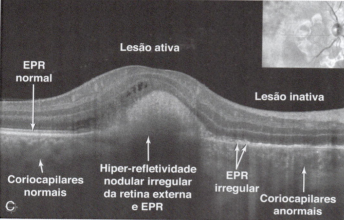

**FIG. 1A-C.** Coroidite serpiginosa aguda. (**A** e **B**) As retinografias coloridas e em *red-free* mostram coroidite ativa (*setas amarelas*) na mácula partindo de lesões mais antigas e inativas que exibem atrofia do EPR e coriocapilares (*pontas de seta brancas*). (**C**) OCT mostra duas áreas anormais distintas: (1) a lesão aguda exibe uma elevação nodular de material hiper-refletivo que se infiltra na retina externa com obliteração do EPR subjacente e (2) a lesão inativa exibe EPR irregular e coriocapilares subjacentes.

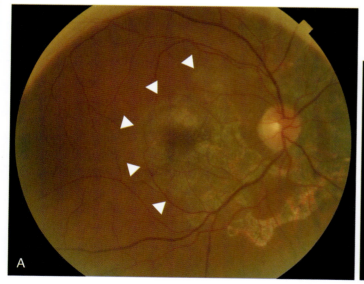
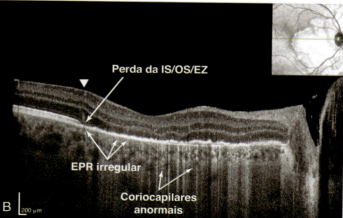

**FIG. 2A e B.** Uma semana após tratamento com prednisona sistêmica. (**A**) A retinografia colorida mostra o desaparecimento do infiltrado branco sub-retiniano (Fig. 1) que é substituído pelo desenvolvimento de atrofia do EPR e coriocapilares. (**B**) Na área da lesão previamente ativa, a OCT mostra perda do segmento interno/segmento externo/zona elipsoide (IS/OS/EZ) com atrofia retiniana externa, irregularidade difusa do EPR com *dropout* e coriocapilares anormais. Note que a retina/coroide não afetadas estão localizadas à esquerda da *ponta da seta*.

# Coroidite Multifocal e Panuveíte e Coroidopatia Puntata Interna

## 18.1.5

Darin R. Goldman

## Resumo

A coroidite multifocal e a panuveíte (CMP) e a coroidopatia puntada interna (PIC) são distúrbios inflamatórios idiopáticos que afetam, em especial, a retina externa e o sub-EPR bilateralmente (Spaide, Goldberg & Freund, 2013). As duas condições exibem muitas semelhanças e são consideradas dentro de um espectro do mesmo distúrbio, com PIC sendo um subtipo de CMP. Mulheres, míopes e jovens são mais afetadas. A CMP exibe inflamação vítrea durante a fase ativa da doença, enquanto a PIC geralmente não apresenta inflamação intraocular. As lesões ativas aparecem como irregularidades sub-retinianas circulares amareladas ou cinzentas. As lesões inativas aparecem como áreas atróficas "perfuradas" multifocais com bordas pigmentadas localizadas ao longo do fundo que podem se assemelhar àquelas vistas na síndrome de histoplasmose ocular presumida.

A formação de NVC secundária é a causa mais frequente de perda de visão. A distinção entre lesão inflamatória e NVC é crítica, mas pode ser difícil, mesmo com a angiografia com fluoresceína. A OCT, particularmente a angiografia por OCT, é extremamente útil na diferenciação entre essas duas condições (Figs. 1-7). O tratamento inclui imunossupressão sistêmica, tratamento localizado para lesões inflamatórias (esteroides) e NVC (anti-VEGF). A resposta ao tratamento, melhor monitorada pela OCT, pode ajudar a confirmar o tipo de lesão ativa subjacente.

## Principais Achados na OCT

- As lesões inflamatórias agudas podem ser mais bem diferenciadas das NVCs usando a angiografia por OCT, em especial quando a angiografia com fluoresceína é inconclusiva (Figs. 3 e 7).

- Tanto as lesões inflamatórias quanto as NVCs afetam as camadas retinianas externas e o espaço sub-EPR, exibindo refletividade mista com deiscência da camada de EPR. O complexo segmento interno/segmento externo/zona elipsoide é frequentemente ausente.
- As NVCs tendem a ser menos bem definidas do que as lesões inflamatórias e, muitas vezes, apresentam um fluido sub-retiniano associado.
- Lesões crônicas ou inativas são elevações nodulares hiper-refletivas bem definidas do EPR com camadas sobrepostas intactas e visíveis.

### REFERÊNCIA

Spaide RF, Goldberg N, Freund KB. Redefining multifocal choroiditis and panuveitis and punctate inner choroidopathy through multimodal imaging. *Retina*. 2013;33(7):1315-1324.

### BIBLIOGRAFIA

Cheng L, Chen X, Weng S, et al. Spectral-domain optical coherence tomography angiography findings in multifocal choroiditis with active lesions. *Am J Ophthalmol*. 2016;169:145-161.

Levison AL, Baynes KM, Lowder CY, et al. Choroidal neovascularisation on optical coherence tomography angiography in punctate innerchoroidopathy and multifocal choroiditis. *Br J Ophthalmol*. 2017;101(5):616-622. doi: 10.1136/bjophthalmol-2016-308806 [Epub 2016 Aug 18].

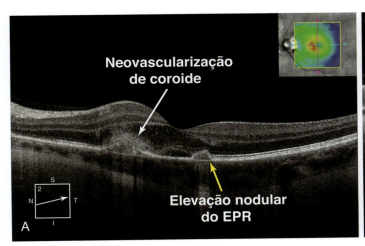
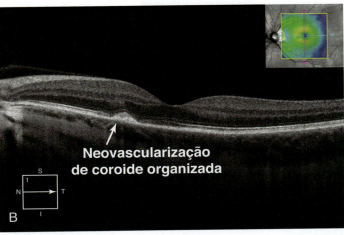

**FIG. 1A e B.** (**A**) CMP com NVC ativa. Existem duas lesões elevadas separadas localizadas abaixo do EPR. A lesão nasal (*seta branca*) é mal definida, com perda da camada do EPR e um sinal hiper-refletivo sub-retiniano anormal que se estende para as camadas externas da retina. Essa área corresponde a uma NVC com vazamento associado na angiografia com fluoresceína. A lesão temporal (*seta amarela*) é uma elevação sub-EPR nodular bem definida com refletividade média. Essa área não apresentou nenhum vazamento definitivo correspondente na angiografia com fluoresceína, sugerindo ausência de NVC. O fluido sub-retiniano também está presente (*asterisco*). (**B**) Após o tratamento com terapia anti-VEGF, a lesão temporal regrediu completamente, e a lesão nasal organizou-se em uma elevação em formato de cúpula hiper-refletiva bem definida no nível do EPR. *(Cortesia Patrick E. Rubsamen, MD, e Eduardo Uchiyama, MD.)*

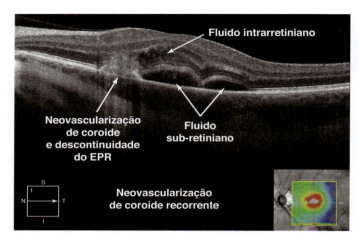

**FIG. 2.** Três meses após a terapia inicial com anti-VEGF, o paciente apresentou recorrência da NVC ativa com uma aparência semelhante à ocorrência inicial (Fig. 1). Observe que o EPR é descontínuo e há líquido intrarretiniano e sub-retiniano. *(Cortesia Patrick E. Rubsamen, MD, e Eduardo Uchiyama, MD.)*

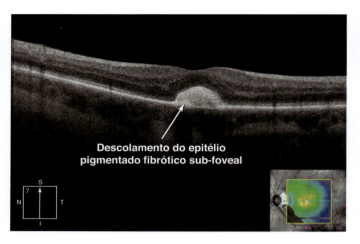

**FIG. 4.** Seis meses após a apresentação inicial, apesar do tratamento com anti-VEGF, um descolamento epitelial pigmentado fibrótico subfoveal se desenvolveu, com acuidade visual medida de conta dedo. *(Cortesia Patrick E. Rubsamen, MD, e Eduardo Uchiyama, MD.)*

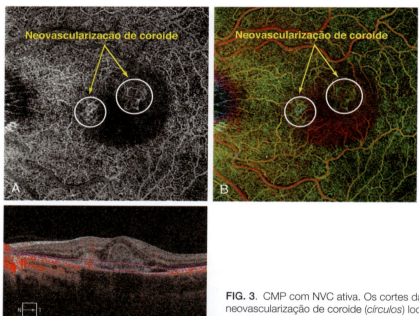

**FIG. 3.** CMP com NVC ativa. Os cortes da angiografia por OCT mostram duas áreas distintas de neovascularização de coroide (*círculos*) localizadas dentro da placa retiniana profunda. A OCT B-*scan* correspondente é mostrada com linhas de segmentação que demarcam os cortes da angiografia por OCT (*parte inferior*). *(Cortesia Patrick E. Rubsamen, MD, e Eduardo Uchiyama, MD.)*

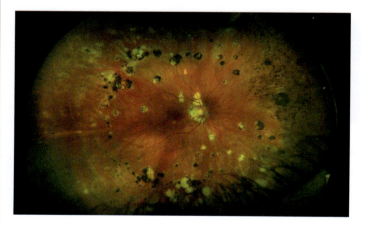

**FIG. 5.** Retinografia de campo amplo de CMP ilustrando diversas lesões redondas atróficas e pigmentadas distribuídas por todo o fundo de olho. *(Cortesia Patrick E. Rubsamen, MD, e Eduardo Uchiyama, MD.)*

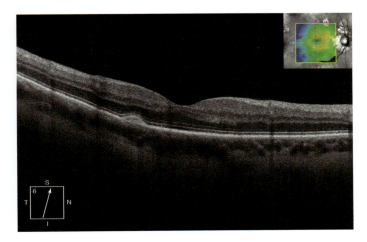

**FIG. 6.** OCT *baseline* em um paciente com coroidite multifocal inativa. *(Cortesia Patrick E. Rubsamen, MD, e Eduardo Uchiyama, MD.)*

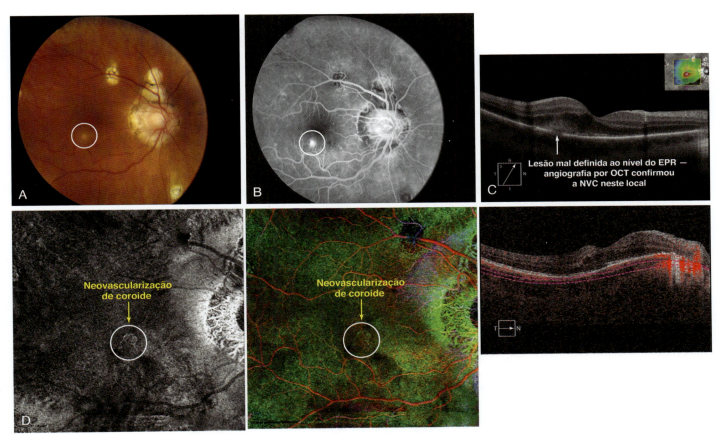

**FIG. 7A-D.** (**A**) Retinografia colorida de uma lesão macular ativa (*círculo*) em CMP. (**B**) A angiofluoresceinografia revela hiperfluorescência da lesão resultante de coloração, mas nenhum vazamento definitivo, o que foi inconclusivo quanto à presença de NVC. (**C**) A OCT B-*scan* mostra uma lesão mal definida e com refletividade moderada no nível do EPR com obscurecimento das camadas retinianas externas. (**D**) Os cortes da angiografia por OCT confirmam a presença de NVC neste local (*círculo*). O OCT B-*scan* correspondente é mostrado com linhas de segmentação que demarcam a área dos cortes da angiografia por OCT (*parte inferior*). *(Cortesia Patrick E. Rubsamen, MD, e Eduardo Uchiyama, MD.)*

# Doença de Vogt-Koyanagi-Harada

Darin R. Goldman

**18.2**

## Resumo

A doença de Vogt-Koyanagi-Harada (VKH) é uma condição sistêmica multifásica (fases prodrômicas, agudas, convalescente e crônica recorrente) que se manifesta com sintomas cocleares vestibulares, incluindo perda auditiva e zumbido, sinais dermatológicos, como vitiligo, e achados significativos no segmento posterior, incluindo uveíte bilateral, descolamento seroso da retina e inflamação da coroide. Além da angiografia com fluoresceína e angiografia com indocianina verde, a OCT mostrou-se útil como uma modalidade de imagem para auxiliar no diagnóstico de VKH e monitorar a resposta ao tratamento sistêmico. Na fase aguda, a OCT revela descolamentos serosos da retina característicos (líquido sub-retiniano) e espessamento da coroide (Figs. 1 e 2). Esses achados se correlacionam com a doença ativa e, na fase de convalescença, a resolução do líquido sub-retiniano e a diminuição da espessura da coroide, ambas características que podem ser usadas para monitorar a resposta ao tratamento. A redução da hiper-refletividade focal da coroide nos estágios agudos e convalescentes da VKH pode correlacionar-se com a inflamação/infiltração da coroide e é responsável pelo comprometimento do fluxo sanguíneo da camada de coriocapilares (Fong, Li & Wong, 2011) (Figs. 3 e 4). Características adicionais de OCT de VKH incluem septos sub-retinianos, dobras do EPR/coroide e cistos intrarretinianos em várias camadas da retina externa. Essas características adicionais ajudam a distinguir a VKH da coriorretinopatia serosa central (Capítulo 8.1).

## Principais Achados na OCT

- A presença e a altura do líquido sub-retiniano e da espessura da coroide na OCT correlacionam-se com a atividade da doença e a acuidade visual, o que pode ser útil para avaliar a resposta ao tratamento.
- Os septos sub-retinianos e as dobras do EPR/coroide são características marcantes do VKH na OCT (Fig. 2).
- O fluido intrarretiniano pode estar presente nas camadas retinianas externas.
- Os achados da OCT se normalizam com o tempo (Fig. 5).

**REFERÊNCIA**
Fong AH, Li KK, Wong D. Choroidal evaluation using enhanced depth imaging spectral-domain optical coherence tomography in Vogt-Koyanagi-Harada disease. *Retina*. 2011;31(3):502-509.

**BIBLIOGRAFIA**
O'Keefe GA, Rao NA. Vogt-Koyanagi-Harada Disease. *Surv Ophthalmol*. 2017;62(1):1-25.

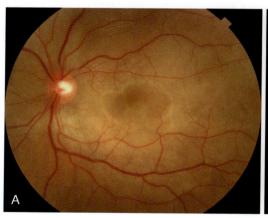
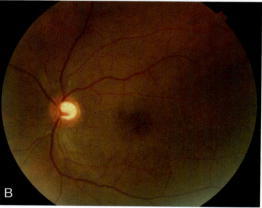

**FIG. 1A e B.** (**A**) VKH na fase aguda com descolamento seroso da retina na mácula e dobras coriorretinianas ao redor. (**B**) Em 1 mês após o tratamento com alta dose de prednisona sistêmica, há uma resolução quase completa.

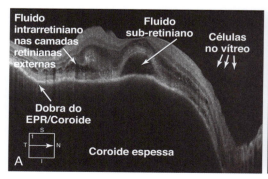
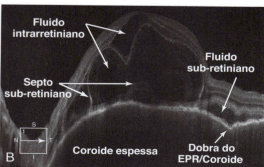

**FIG. 2A e B.** Os olhos direito (**A**) e esquerdo (**B**) no estágio agudo de VKH mostram acúmulo significativo de fluido intrarretiniano localizado na retina externa. Características adicionais da OCT em VKH incluem fluido intrarretiniano e sub-retiniano, septos sub-retinianos, uma coroide espessada, dobras do EPR/coroide e células no vítreo.

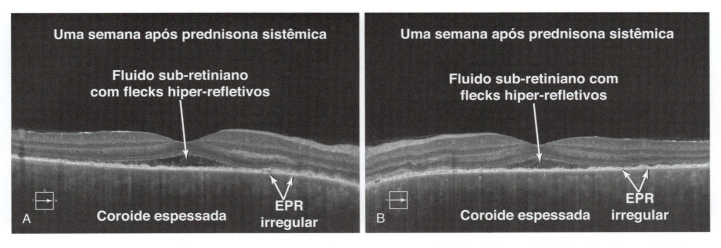

**FIG. 3A e B.** Olhos direito (**A**) e esquerdo (**B**) 1 semana após o tratamento com prednisona sistêmica. Há uma redução dramática das características da doença ativa na OCT. A espessura do líquido sub-retiniano e da coroide são reduzidas em relação ao *baseline*, mas permanecem alterados. *Flecks* hiper-refletivos são vistos dentro do fluido sub-retiniano e o EPR mantém um contorno irregular.

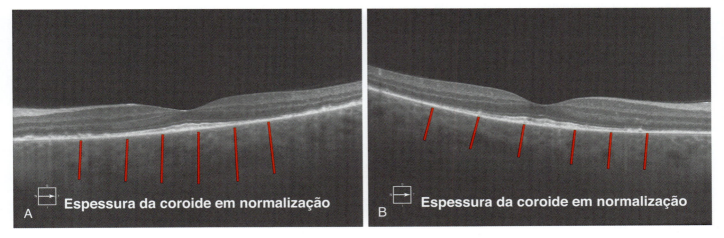

**FIG. 4A e B.** Olhos direito (**A**) e esquerdo (**B**) 1 mês após o tratamento, na fase de convalescença. O fluido sub-retiniano foi completamente resolvido. O EPR ainda tem um contorno irregular que melhorou. A espessura da coroide é quase normal; sua profundidade pode ser visualizada em certas áreas (estimadas por barras vermelhas).

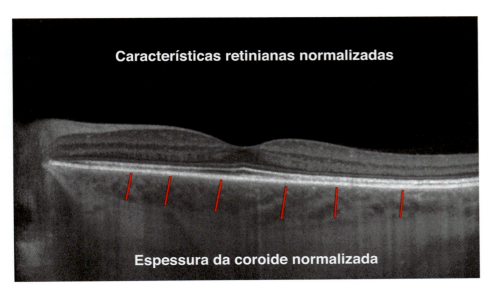

**FIG. 5.** Um ano após o tratamento, todas as características da doença na OCT foram resolvidas. O EPR recuperou um contorno linear, e a espessura da coroide normalizou-se.

# Oftalmia Simpática

Darin R. Goldman | Nora W. Muakkassa

**18.3**

## Resumo

A oftalmia simpática é uma uveíte granulomatosa bilateral rara, resultante de autoanticorpos dirigidos contra tecidos oculares após lesão penetrante ou cirurgia. Os achados vão desde a uveíte anterior leve até a panuveíte grave. Achados clínicos adicionais incluem precipitados ceráticos em gordura de carneiro, vitreíte, papilite e descolamentos serosos da retina. Os nódulos de Dalen-Fuchs são um achado clássico presente em apenas 25% a 35% dos casos. Esses nódulos são compostos por células epitelioides do EPR sub-retiniano. Os achados da OCT incluem lesões hiper-refletivas nodulares focais no nível do EPR, que correspondem clinicamente aos nódulos de Dalen-Fuchs (Fig. 1). Além disso, pode haver perda de membrana limitante externa (MLE) e do complexo segmento interno/segmento externo/zona elipsoide (IS/OS/EZ). Fluido sub-retiniano e espessamento da coroide podem estar presentes nos casos com descolamento seroso da retina. Após o tratamento, que geralmente inclui imunossupressão sistêmica, esses achados geralmente desaparecem. No entanto, áreas de atenuação do complexo IS/OS/EZ e MLE podem persistir (Fig. 2).

## Principais Achados na OCT

- Os nódulos de Dalen-Fuchs são lesões nodulares hiper-refletivas no nível do EPR.
- Perdas difusas da MLE e do complexo IS/OS/EZ são comuns, juntamente com o descolamento seroso da retina e uma coroide espessada, que devem melhorar após o tratamento.
- Irregularidades permanentes do IS/OS/EZ e MLE podem persistir.

**BIBLIOGRAFIA**

Behdad B, Rahmani S, Montahaei T, et al. Enhanced depth imaging OCT (EDI-OCT) findings in acute phase of sympathetic ophthalmia. *Int Ophthalmol.* 2015;35:433-439.

Gupta V, Gupta A, Dogra MR, et al. Reversible retinal changes in the acute stage of sympathetic ophthalmia seen on spectral domain optical coherence tomography. *Int Ophthalmol.* 2011;31:105-110.

Muakkassa NW, Witkin AJ. Spectral-domain optical coherence tomography of sympathetic ophthalmia with Dalen-Fuchs nodules. *Ophthalmic Surg Lasers Imaging Retina.* 2014;45(6):610-612.

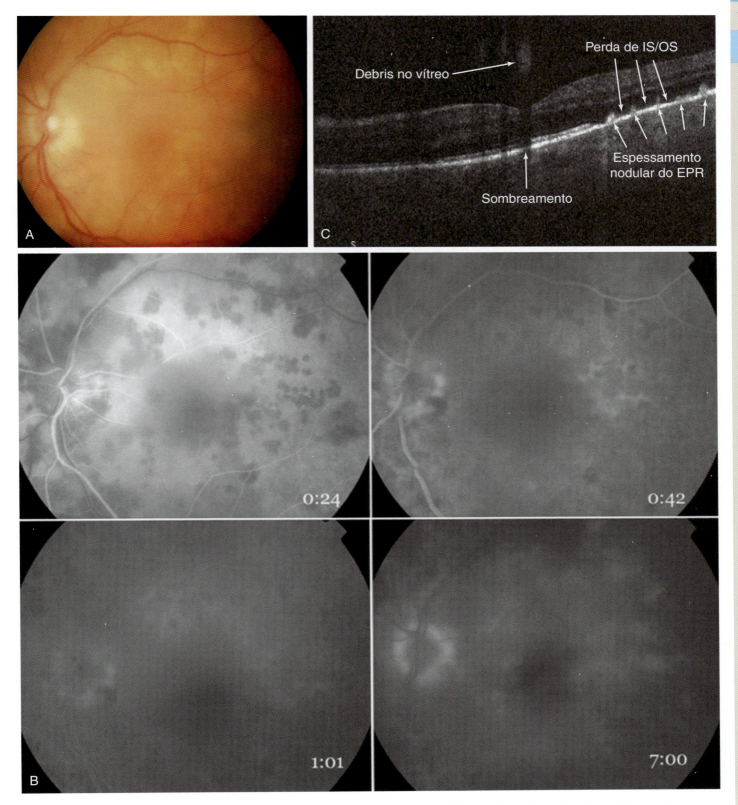

**FIG. 1A-C.** Oftalmia simpática. (**A**) A retinografia colorida mostra opacidade de meios secundária a vitreíte, palidez peripapilar e múltiplas lesões sub-retinianas, brancas e cremosas. (**B**) A angiografia com fluoresceína mostra bloqueio precoce e tardio da área peripapilar e múltiplas lesões em todo o polo posterior. (**C**) OCT mostra sombreamento secundário à vitreíte, hiper-refletividade, depósitos nodulares no nível do EPR e perda do IS/OS/EZ e MLE. *(De Muakkassa NW, Witkin AJ. 2014. Ophthalmic spectral-domain optical coherence tomography of sympathetic ophthalmia with Dalen-Fuchs nodules. Surg Lasers Imaging Retina. 45 (6), 610–612. Reproduzido com permissão de SLACK Inc.)*

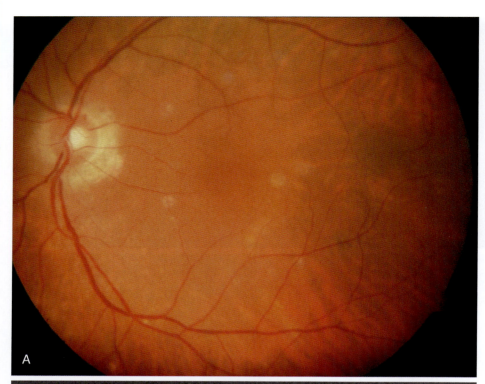
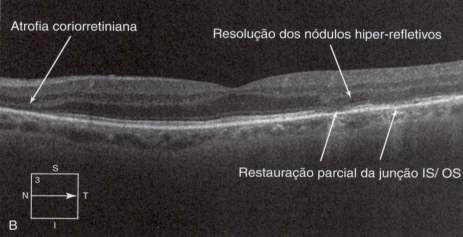

**FIG. 2A e B.** Dez meses após a terapia imunossupressora. (**A**) A retinografia colorida mostra melhora da vitreíte. Lesões sub-retinianas brancas, desaparecimento das lesões cremosas, deixando áreas dispersas de atrofia coriorretiniana. (**B**) A OCT revela resolução dos nódulos hiper-refletivos associada à restauração parcial da junção IS/OS. Uma área de atrofia coriorretiniana é visível nasalmente.

## Coriorretinite por Toxoplasmose

Darin R. Goldman

**19.1**

### Resumo

A coriorretinite por toxoplasmose, causada pela infecção do parasita *Toxoplasma gondii*, é a causa mais comum identificável de uveíte posterior e retinite focal. A aparência clínica é a de retinite focal amarela ou branca com vitreíte associada. A área ativa da retinite é tipicamente adjacente a uma cicatriz coriorretiniana pigmentada, indicativa de doença antiga. O diagnóstico de coriorretinite por toxoplasmose é geralmente determinado com base apenas na aparência clínica. Casos incomuns podem ser difíceis de diferenciar de outras causas de retinite. Nesses casos, testes diagnósticos adicionais, como sorologia ou PCR de humor aquoso, podem ser úteis. A OCT, embora não apresente achados diagnósticos específicos, pode elucidar alterações que sustentem o diagnóstico (Figs. 1–4).

### Principais Achados na OCT

- A hiper-refletividade de toda a retina está presente em áreas focais de retinite com margens distintas (Fig. 2).
- Manchas brancas no vítreo e dentro da retina podem ser vistas.
- O fluido sub-retiniano pode estar presente, normalmente apenas detectável pela OCT.
- Placas redondas e hiper-refletivas sobrepostas aos vasos sanguíneos da retina podem ser vistas em todo o fundo de olho e são fortemente sugestivas de coriorretinite por toxoplasmose.

**BIBLIOGRAFIA**

Saito M, Barbazetto IA, Spaide RF. Intravitreal cellular infiltrate imaged as punctate spots by spectral-domain optical coherence tomography in eyes with posterior segment inflammatory disease. *Retina*. 2013;33(3):559-565.

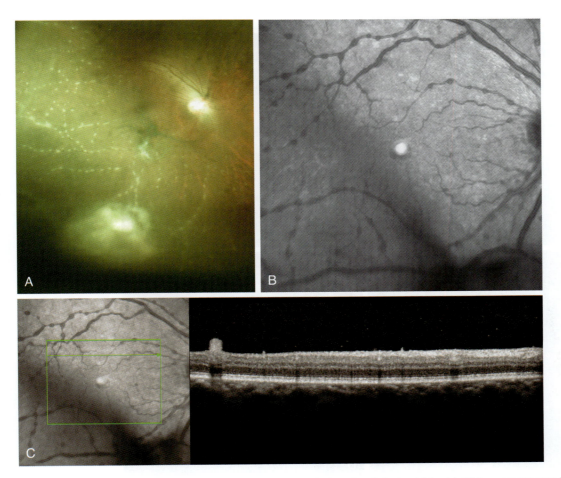

**FIG. 1A-C.** (**A**) Coriorretinite por toxoplasmose difusa com grande área de retinite focal (*círculo*). (**B**) Imagem em *near infra-red* destacando placas esferoides localizadas em ambas as arteríolas e vênulas. (**C**) OCT em uma área não envolvida com retinite focal. As características secundárias da inflamação ativa estão presentes, incluindo células visíveis na cavidade vítrea (*setas*) e um depósito esferoide perivascular típico (*círculo*).

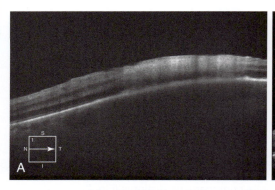
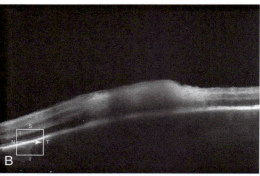

**FIG. 2A e B.** (A e B) A hiper-refletividade retiniana difusa está presente em uma área focal de retinite ativa devido à toxoplasmose (*setas*). As margens de retina envolvidas e não envolvidas são distintas.

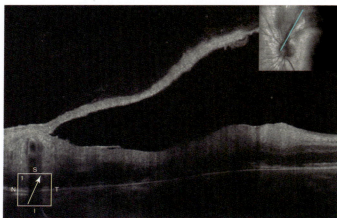

**FIG. 3.** Coriorretinite por toxoplasmose peripapilar. Há uma membrana vítrea altamente refletiva e espessada devido à inflamação localizada. Um descolamento de retina sub-clínico está presente, mas difícil de ser detectado clinicamente. As áreas de retinite focal envolvidas são parcialmente obscurecidas pela inflamação sobrejacente, que causa o sombreamento.

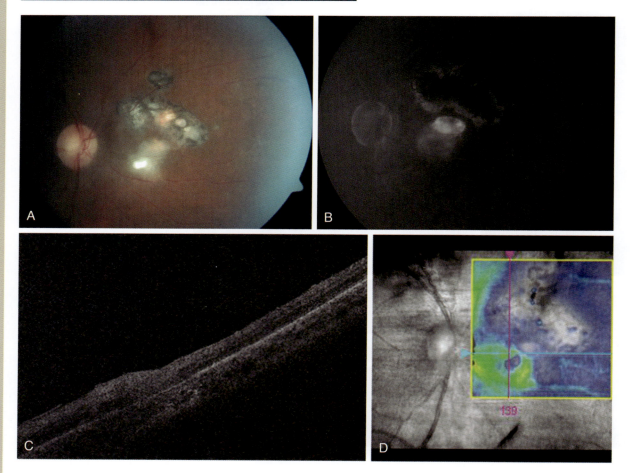

**FIG. 4A-D.** (**A**) Retinografia colorida e (**B**) angiografia fluoresceínica de coriorretinite por toxoplasmose típica mostrando uma lesão ativa adjacente a uma cicatriz. (**C** e **D**) OCT na área de retinite ativa mostra envolvimento de toda a retina com hiper-refletividade difusa. *(Cortesia de Lana Rifkin, MD.)*

# Coriorretinite Placoide Posterior Sifilítica Aguda

Darin R. Goldman

## 19.2

## Resumo

A sífilis ocular é uma causa rara de uveíte infecciosa causada pela espiroqueta *Treponema pallidum* que ocorre nos estágios secundário ou terciário da doença. O envolvimento ocular manifesta-se tipicamente como uveíte posterior com coriorretinite. Uma forma particular desse envolvimento é denominada coriorretinite placoide posterior sifilítica aguda (CPPSA), que exibe uma aparência clínica característica. Lesões únicas ou múltiplas, arredondadas, amareladas dentro da mácula, que envolvem a retina externa e o epitélio pigmentado da retina (EPR), estão presentes em um ou ambos os olhos. Embora o aspecto clínico e angiográfico da CPPSA possa ser bastante distinto, os achados da OCT podem corroborar o diagnóstico. Características distintas da OCT estão presentes nas camadas retiniana externa e do EPR, que normalmente se resolvem por completo com o tratamento antibiótico apropriado (Figs. 1–3).

## Principais Achados na OCT

- Na fase aguda da CPPSA, pode haver fluido sub-retiniano superficial na fóvea, que é transitório e somente detectável pela OCT.
- A característica mais distinta da CPPSA é a disrupção irregular do complexo segmento interno/segmento externo/zona elipsoide (IS/OS/EZ) com lesões nodulares hiper-refletivas entremeadas, que podem representar EPR espessado (Fig. 1).
- Há disrupção focal da membrana limitante externa sobre as lesões nodulares, e hiper-refletividade puntata na coroide pode estar presente.
- Com o tratamento adequado, os achados anormais da OCT acompanham os achados clínicos e mostram uma resolução dramática e completa em 1 a 2 meses na maioria dos casos (Fig. 2).

**BIBLIOGRAFIA**

Burkholder BM, Leung TG, Ostheimer TA, et al. Spectral domain optical coherence tomography findings in acute syphilitic posterior placoid chorioretinitis. *J Ophthalmic Inflamm Infect*. 2014;4(1):2.

Eandi CM, Neri P, Adelman RA, et al. Acute syphilitic posterior placoid chorioretinitis: report of a case series and comprehensive review of the literature. *Retina*. 2012;32(9):1915-1941.

Pichi F, Ciardella AP, Cunningham Jr ET, et al. Spectral domain optical coherence tomography findings in patients with acute syphilitic posterior placoid chorioretinopathy. *Retina*. 2014;34(2):373-384.

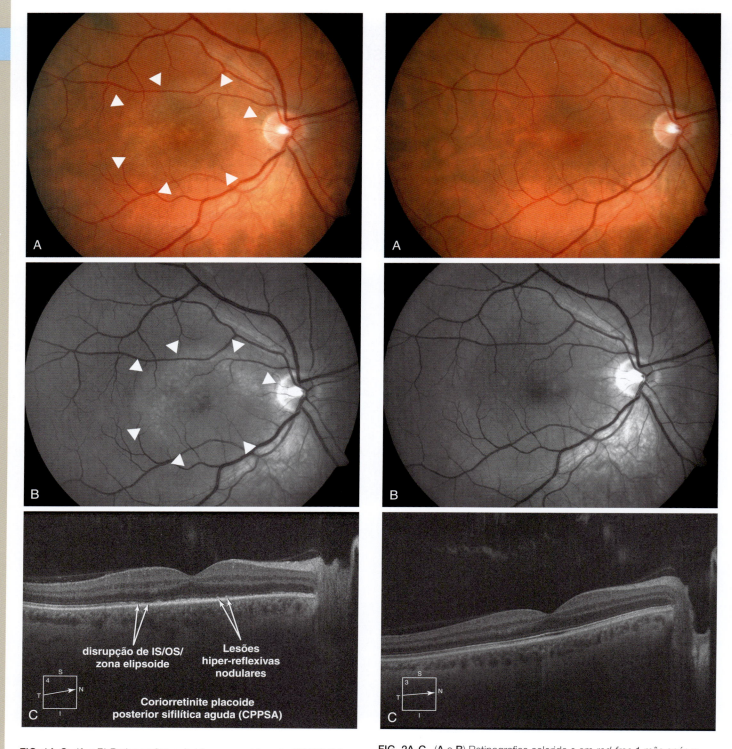

**FIG. 1A-C.** (**A** e **B**) Retinografias colorida e em *red-free* de CPPSA típica na apresentação com acuidade visual de 20/100. As bordas da lesão são demarcadas pelas *pontas de seta*. (**C**) OCT revela perda característica do complexo IS/OS/EZ juntamente com lesões de EPR nodulares hiper-refletivas. *(Cortesia de Lana Rifkin, MD.)*

**FIG. 2A-C.** (**A** e **B**) Retinografias colorida e em *red-free* 1 mês após a terapia intravenosa com ceftriaxona com melhora da acuidade visual para 20/20. (**C**) OCT mostra normalização da IS/OS/EZ e resolução das lesões nodulares hiper-refletivas do EPR. *(Cortesia de Lana Rifkin, MD.)*

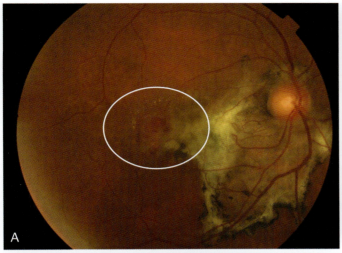
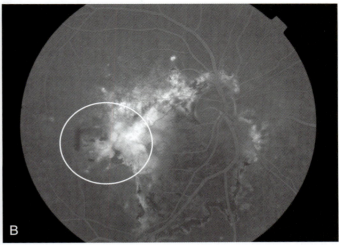
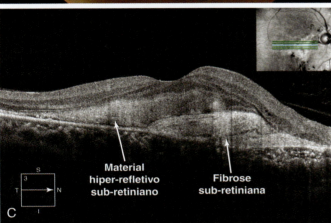

**FIG. 3A-C**. (**A** e **B**) Em casos graves de CPPSA em que o tratamento é postergado, pode ocorrer fibrose sub-retiniana significativa. Neste exemplo, desenvolveu-se uma membrana neovascular de coroide secundária (circular) na borda temporal da cicatriz antiga muitos anos após o episódio agudo. (**C**) OCT revela dois processos patológicos sub-retinianos distintos: material hiper-refletivo sub-retiniano resultante de neovascularização de coroide e fibrose sub-retiniana secundária a cicatrização.

# Tuberculose

### 19.3

Darin R. Goldman

## Resumo

O *Mycobacterium tuberculosis* é uma causa comum de uveíte infecciosa em certos países tropicais. Granuloma coróide, coriorretinite e várias formas de uveíte podem ser manifestações oculares da tuberculose. O envolvimento da coróide pode ser localizado ou multifocal, mimetizando várias condições oculares não infecciosas, como a coroidite serpiginosa. Anormalidades secundárias podem se desenvolver no espaço sub-retiniano. A OCT é particularmente útil na identificação de manifestações sub-retinianas e coroidais da tuberculose (Figs. 1–2).

## Principais Achados na OCT

- A infiltração coroidal resulta em material homogêneo, hiporrefletivo, presente abaixo do EPR em uma configuração em forma de cúpula.
- O fluido sub-retiniano suprajacente pode estar presente na forma aguda.
- Após a terapia sistêmica, a elevação da coróide e as características secundárias da doença desaparecem, deixando vários graus de destruição do EPR e deposição de material sub-retiniano hiper-refletivo.

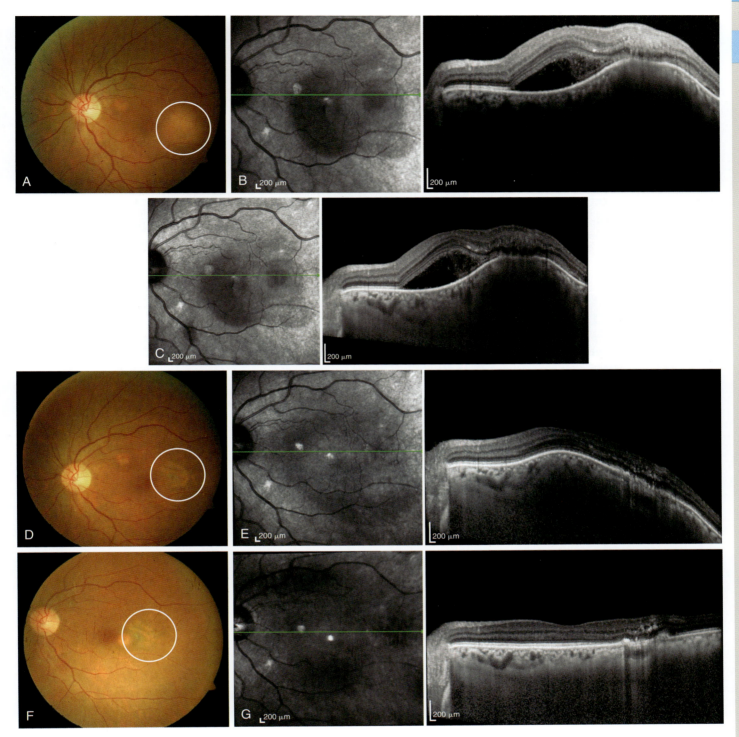

**FIG. 1A-G.** (**A**) Retinografia colorida de um granuloma de coroide secundário à tuberculose (*círculo*) antes do tratamento. (**B** e **C**) A OCT revela uma infiltração coroidal característica em forma de cúpula. Fluido sub-retiniano associado e material sub-retiniano com refletividade mista estão presentes. (**D**) Retinografia colorida 1 mês após a terapia sistêmica. (**E**) OCT revela a resolução do líquido sub-retiniano e o achatamento da infiltração coroidal. (**F**) Retinografia colorida 3 meses após o tratamento. (**G**) OCT mostra resolução completa da infiltração coroidal, com restauração de um contorno plano do EPR. Algumas anormalidades do EPR permanecem na região temporal. *(Cortesia de Alay S. Banker, MD)*

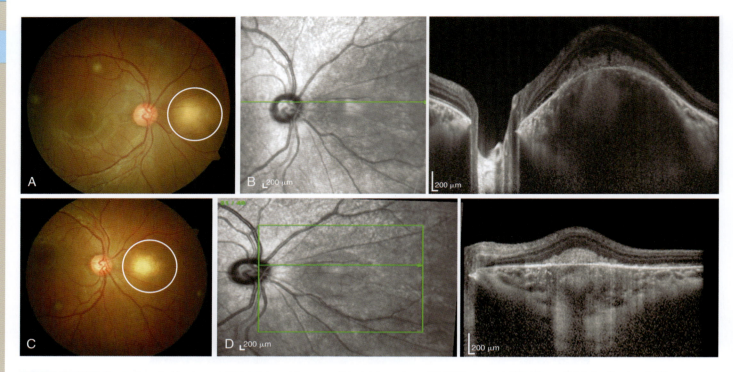

**FIG. 2A-D.** (**A**) Retinografia colorida do granuloma de coroide secundário à tuberculose. (**B**) OCT mostra infiltração coroidal significativa, fluido sub-retiniano leve e material sub-retiniano hiper-refletivo. (**C**) 4 meses após a terapia sistêmica, o granuloma de coroide tornou-se atrófico. (**D**) OCT mostra resolução da infiltração coroidal com achatamento do EPR com persistência de material sub-retiniano hiper-refletivo.

# Esclerite Posterior

## 19.4

Darin R. Goldman

## Resumo

A esclera é uma estrutura opaca que reveste a parte externa do globo ocular, fornecendo suporte estrutural e participando da função de várias estruturas oculares. A esclerite posterior é o subtipo mais raro de esclerite, ocorrendo em menos de 5% dos casos, definida pela inflamação da esclera posterior. Há múltiplas causas de esclerite posterior, incluindo processos infecciosos e autoimunes, embora, com frequência, nenhuma causa seja identificada. A condição pode ser bilateral, geralmente com um início indolente. A dor é uma característica marcante e a acuidade visual pode ser normal ou reduzida. O diagnóstico de esclerite posterior é difícil devido à sua baixa incidência e capacidade de imitar outros estados patológicos. A angiofluoresceinografia, a ultrassonografia e a imagem radiológica da órbita são exames diagnósticos adjuvantes úteis. A OCT pode fornecer evidências adicionais que podem corroborar o diagnóstico. A OCT é muito sensível na detecção de dobras coriorretinianas e descolamento de seroso da retina, ambas características comuns da esclerite posterior (Figs. 1 e 2). Além disso, a OCT oferece uma maneira particularmente útil de monitorar a resposta terapêutica ao tratamento.

## Principais Achados na OCT

- Ondulações do epitélio pigmentado da retina (EPR) em um padrão irregular de onda indicam dobras coriorretinianas, que são comuns na esclerite posterior.
- O fluido sub-retiniano, muitas vezes sobrejacente às dobras coriorretinianas, indica descolamento seroso da retina. Esse fluido pode ser subclínico e, portanto, visível apenas na OCT.

**BIBLIOGRAFIA**
Benson WE. Posterior scleritis. *Surv Ophthalmol*. 1988;32(5):297-316.

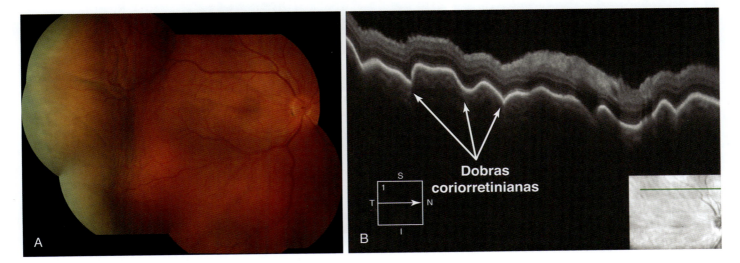

**FIG. 1A-B.** (**A**) Retinografia colorida — montagem em esclerite posterior mostrando dobras coriorretinianas na mácula e na periferia temporal. Há um descolamento de coroide considerável na região temporal. (**B**) OCT na borda da mácula superior ilustra a aparência típica das dobras coriorretinianas na esclerite posterior. O EPR possui uma configuração irregular e ondulatória.

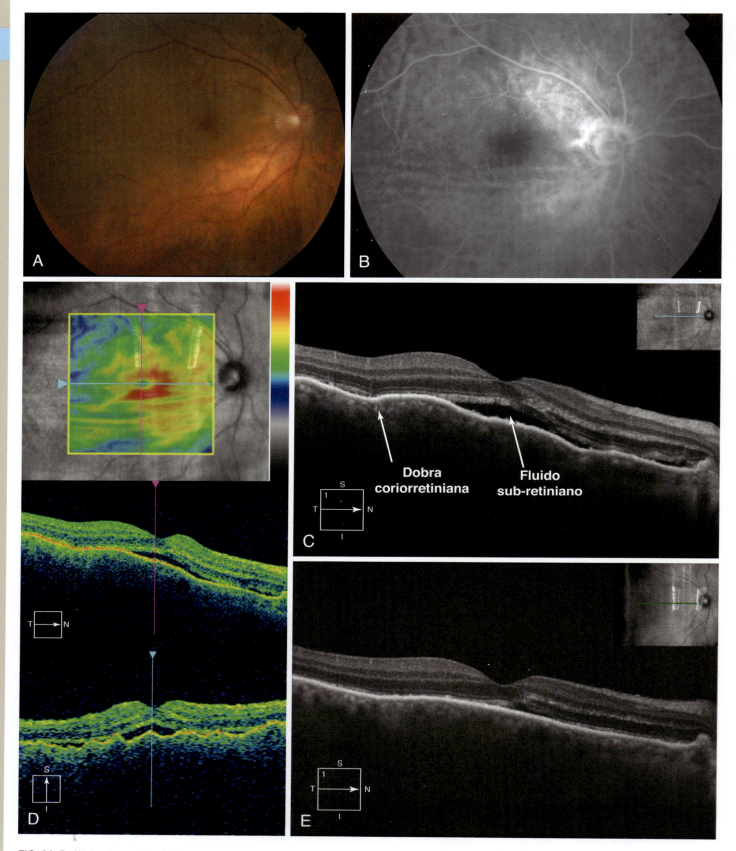

**FIG. 2A-E.** (**A**) A retinografia colorida na esclerite posterior não ilustra os achados patológicos porque eles não são facilmente visíveis clinicamente. (**B**) A angiografia com fluoresceína ilustra obscurecimento de detalhes da coroide. (**C**) A OCT identifica fluido sub-retiniano subclínico e pregas coriorretinianas leves. (**D**) A aparência típica das dobras coriorretinianas no mapa da espessura da OCT é mostrada (*em cima*). Existem bandas de espessura variável que resultam da ondulação do EPR subjacente e subsequente alteração ondulatória na avaliação automatizada utilizada para gerar o mapa de espessura. (**E**) A resposta ao tratamento com esteroides sistêmicos é ilustrada com resolução parcial das dobras coriorretinianas e do fluido sub-retiniano (correspondente à Fig. 2C).

# Coriorretinite por Cândida

Darin R. Goldman

**19.5**

## Resumo

A coriorretinite fúngica é um distúrbio ocular raro que pode ser adquirido via disseminação hematogênica (endógena) ou por inoculação direta em casos de infecção pós-operatória (exógena). O agente etiológico mais comum em casos de coriorretinite fúngica são espécies de *Candida*, especificamente *Candida albicans*. Embora os pacientes com coriorretinite fúngica endógena sejam frequentemente hospitalizados onde a avaliação da OCT é impraticável, os pacientes ambulatoriais também podem ser afetados. Assim, a coriorretinite fúngica pode ser encontrada no cenário ambulatorial, no qual a OCT está prontamente disponível. Nesse cenário, o diagnóstico pode ser particularmente desafiador devido às limitações na obtenção de uma amostra adequada e no tempo necessário para os resultados confirmatórios da cultura. A OCT é particularmente útil para identificar características da coriorretinite fúngica, o que pode auxiliar em um diagnóstico já desafiador (Figs. 1–3).

## Principais Achados na OCT

- Lesão em forma de cúpula com superfície hiper-refletiva e um grau variável, mas significativo, de sombreamento subjacente (Fig. 1B).
- Extensa infecção resulta em material hiper-refletivo difuso na superfície da retina, que pode ser detectável apenas na OCT (Fig. 2B).
- A baixa intensidade do sinal é comum, dada a opacidade de meios devido ao envolvimento do vítreo sobrejacente.
- As lesões desaparecem após terapia antifúngica apropriada, deixando defeitos retinianos de espessura total e atrofia da coroide (Fig. 3D, E).

### BIBLIOGRAFIA

Adam MK, Rahimy E. Enhanced depth imaging optical coherence tomography of endogenous fungal chorioretinitis. *JAMA Ophthalmol*. 2015;133(11):e151931.

Lavine JA, Mititelu M. Multimodal imaging of refractory Candida chorioretinitis progressing to endogenous endophthalmitis. *J Ophthalmic Inflamm Infect*. 2015;5(1):54.

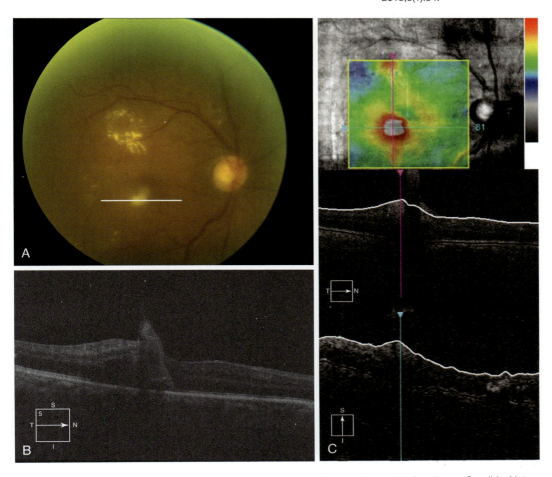

**FIG. 1A-C.** (**A**) Retinografia colorida de uma lesão coriorretiniana típica resultante da infecção por *Candida*. Note que há também retinopatia diabética associada. (**B**) OCT através da lesão macular mostra envolvimento retiniano de espessura total. (**C**) O mapa de espessura da OCT destaca a lesão focal.

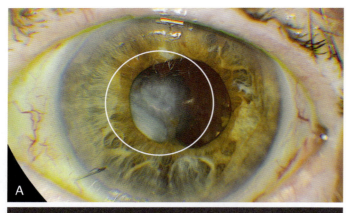
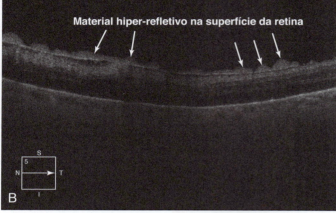
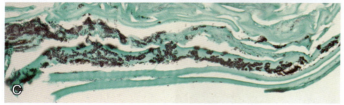

**FIG. 2A-C.** (**A**) A fotografia do segmento anterior de endoftalmite no pós-operatório causada por *Candida parapsilosis* mostra um acúmulo visível de material infectado dentro do saco capsular (*círculo*). (**B**) OCT na borda da mácula mostra uma lâmina de material hiper-refletivo que reveste a superfície da retina, uma característica de infecção extensa que não foi detectada clinicamente. (**C**) A coloração de metenamina de prata Grocott-Gomori (GMS) da cápsula do cristalino (que foi removida no momento da vitrectomia) mostra extensos organismos de *Candida parapsilosis* (*material escuro*).

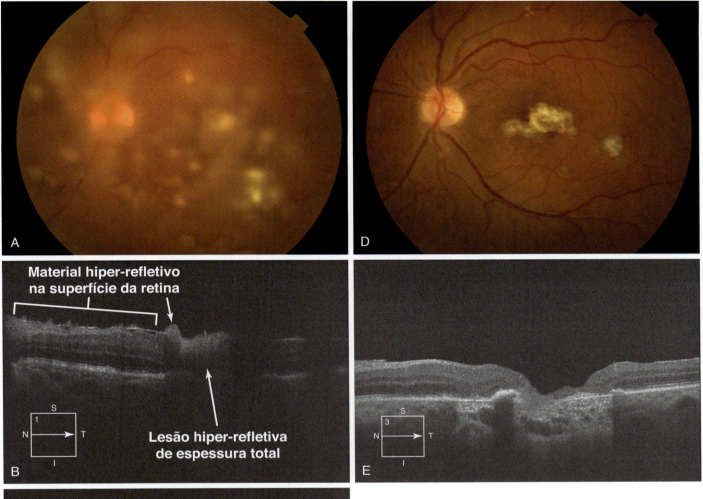
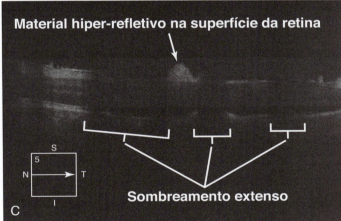

**FIG. 3A-E.** (**A**) Retinografia colorida em paciente com endoftalmite endógena bilateral, por *Candida albicans*. (**B**) A OCT mostra um material hiper-refletivo extenso na superfície da retina e uma lesão retiniana hiper-refletiva de espessura total. (**C**) Presença de sombreamento extenso devido ao envolvimento do vítreo suprajacente, embora lesões hiper-refletivas pré-retinianas ainda sejam visíveis. (**D**) A coriorretinite apresenta resolução após 6 meses do tratamento antifúngico, deixando atrofia coriorretiniana extensa. (**E**) A OCT correspondente revela atrofia coriorretiniana com graus variados de desorganização das camadas retinianas. *(Cortesia de Larry S. Halperin, MD.)*

# Síndrome da Necrose Aguda da Retina

Darin R. Goldman

19.6

## Resumo

A síndrome de necrose aguda da retina é uma infecção viral grave da retina, com risco de cegueira, mais frequentemente causada por vírus da família herpes. A necrose aguda da retina tipicamente começa na retina periférica com várias manchas brancas opacas bem circunscritas. Essas manchas coalescem rapidamente em uma trajetória circunferencial, tornando-se confluentes ao longo do tempo e se espalhando posteriormente. Vasculite oclusiva retiniana associada e uveíte são características comuns. Coroidite e descolamento seroso da retina subclínico também podem estar presentes, o que pode ser identificado usando OCT. No cenário agudo, clinicamente evidente, a palidez difusa da retina aparece na OCT como hiper-refletividade difusa e homogênea com espessamento variável da retina (Fig. 1). A retina interna pode ser afetada inicialmente, seguida de um envolvimento rápido de toda a espessura da retina. Dentro de dias a semanas, ocorre desorganização das camadas retinianas e a atrofia generalizada aparece. O tecido retiniano remanescente mantém um sinal difusamente hiper-refletivo. Com o tempo, pode ocorrer a perda completa das camadas retinianas, deixando cavidades hiporrefletivas. O descolamento de retina regmatogênico secundário é uma complicação tardia comum. Embora os achados da OCT na síndrome de necrose aguda da retina não sejam específicos, eles servem como um complemento útil na avaliação diagnóstica.

## Principais Achados na OCT

- Na fase aguda da síndrome de necrose aguda da retina, há hiper-refletividade difusa de espessura total da retina em uma área bem definida, correspondendo à necrose retiniana clinicamente evidente.
- Vitreíte subclínica, líquido sub-retiniano ou espessamento da coroide podem ser visíveis na OCT.
- Com o tempo, frequentemente ocorre adelgaçamento da retina e perda de tecido, em áreas de necrose retiniana prévia, apesar da terapia antiviral.

**BIBLIOGRAFIA**

Duker JS, Blumenkranz MS. Diagnosis and management of the acute retinal necrosis (ARN) syndrome. *Surv Ophthalmol*. 1991;35:327-343.

Kurup SP, Khan S, Gill MK. Spectral domain optical coherence tomography in the evaluation and management of infectious retinitis. *Retina*. 2014;34(11):2233-2241.

Murata K, Yamada W, Nishida T, et al. Sequential Optical Coherence Tomography Images of Early Macular Necrosis Caused by Acute Retinal Necrosis in Non-Human Immunodeficiency Virus Patients. *Retina*. 2016;36(7):e55-e57.

Ohtake-Matsumoto A, Keino H, Koto T, et al. Spectral domain and swept source optical coherence tomography findings in acute retinal necrosis. *Graefes Arch Clin Exp Ophthalmol*. 2015;253(11):2049-2051.

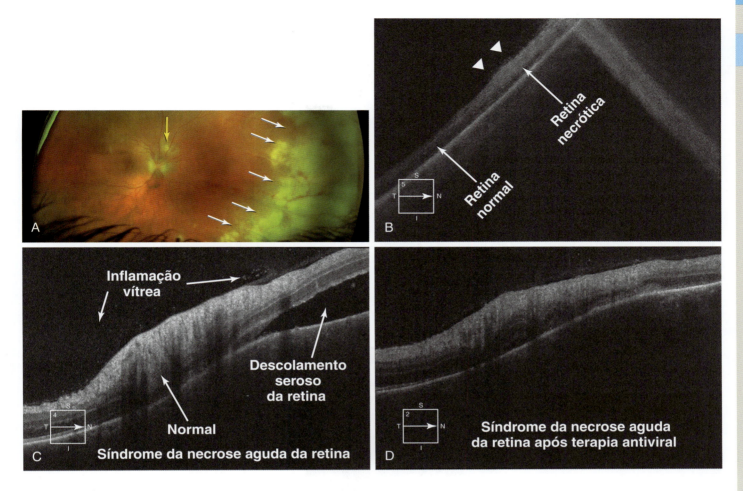

**FIG. 1A-D.** (**A**) Retinografia colorida de grande angular da síndrome de necrose aguda da retina envolvendo a periferia nasal (*setas brancas*). Uma lesão satélite também está presente acima do nervo óptico (*seta amarela*). (**B**) A periferia nasal é visualizada na transição da retina normal para a necrótica. A retina necrótica é difusamente hiper-refletiva com espessamento discreto e inflamação vítrea subjacente. (**C**) A lesão satélite acima do nervo óptico é visualizada em corte transversal. Existe hiper-refletividade difusa em toda a região envolvida da retina com espessamento significativo. Estão presentes ainda descolamento seroso da retina subclínico, aumento da espessura da coroide e vitreíte. (**D**) Mesmo *scan* do OCT da figura C após 2 semanas da terapia antiviral mostrando regressão da hiper-refletividade da retina, da vitreíte e do espessamento da coroide associados à resolução do fluido sub-retiniano. *(Cortesia de Eduardo Uchiyama, MD.)*

## Nevus de Coroide

Jay S. Duker

**20.1**

### Resumo

Os nevus de coroide são lesões comuns, benignas, tipicamente planas, variavelmente pigmentadas da coroide. Em geral, os nevus não crescem, mas podem se tornar cada vez mais pigmentados, apresentar drusas na superfície e estar associados ao fluido sub-retiniano, que muitas vezes é detectável apenas na OCT. Os nevus podem se transformar em melanoma, embora isso seja bastante raro. Clinicamente, os nevus de coroide aparecem como lesões arredondadas, de pigmentação escura localizadas abaixo da retina (Fig. 1). O tamanho típico varia de 1 a 4 diâmetros de disco, embora possam ocorrer nevus maiores. Os nevus de coroide podem estar localizados em todo o fundo de olho. As retinografias são o melhor método de documentar aparecimento de nevus de coroide. A OCT fornece informações complementares e pode ajudar a confirmar o diagnóstico em casos incertos.

### Principais Achados na OCT

- Retina plana ou minimamente espessada.
- Bloqueio de sinal bem definido na coroide externa.
- Os coriocapilares sobrejacentes são comprimidos, mas podem ser retina (Fig. 2).
- A retina suprajacente pode ter alterações císticas ou fluido sub-retiniano.

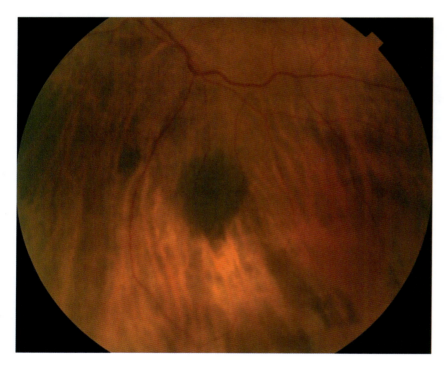

**FIG. 1**. Retinografia colorida de um nevus de coroide não-suspeito de 3 × 2 mm.

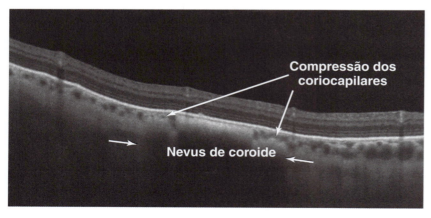

**FIG. 2**. OCT correspondente ao nevus acima. Observe a retina sobrejacente intacta e nenhum fluido sub-retiniano. Há compressão dos coriocapilares. O próprio nevus está localizado na coroide externa e bloqueia a penetração do sinal da OCT.

# Melanoma de Coroide
Jay S. Duker | 20.2

## Resumo

O melanoma de coroide é a neoplasia primária mais comum do segmento posterior do olho em adultos. Eles são tipicamente marrons escuros, mas podem ser completamente amelanóticos. Eles variam em tamanho, embora quanto maior e mais elevado, mais provável é que seja melanoma em comparação a um nevus. Ocorrem unilateral e unifocalmente em quase todos os casos. Podem apresentar metástase, em geral para o fígado, através de disseminação hematogênica.

## Principais Achados na OCT

- Lesão elevada na coroide com extenso bloqueio do sinal (Fig. 1).
- Obscurecimento do padrão vascular normal da coroide na área do tumor (Fig. 2).
- O fluido sub-retiniano sobrejacente está associado à desorganização de fotorreceptores (Fig. 1).

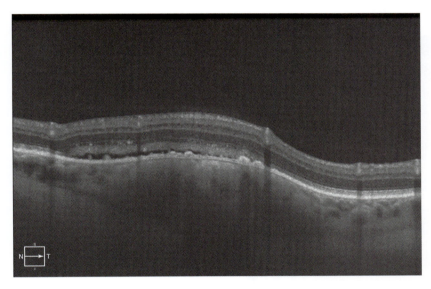

**FIG. 1**. OCT mostrando lesão elevada na coroide, fluido sub-retiniano e desorganização de fotorreceptores.

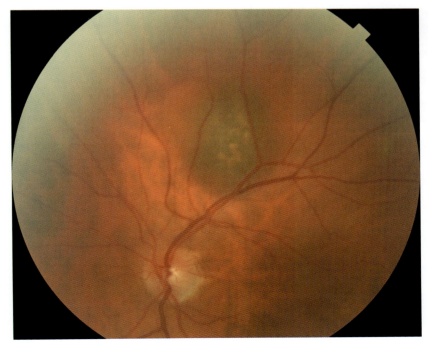

**FIG. 2**. Retinografia colorida correspondente à OCT na Figura 1 mostrando um pequeno melanoma de coroide com 7 mm de diâmetro e 2 mm de espessura.

# Hemangioma Solitário da Coroide

Jay S. Duker

## 20.3

## Resumo

O hemangioma solitário da coroide é uma lesão benigna da coroide que tipicamente se apresenta na quarta ou quinta décadas de vida. Essas lesões tornam-se aparentes quando há acumulo de fluido sub-retiniano, sintomático ou identificado durante o exame oftalmológico de rotina. As lesões, em geral, são redondas ou ovais, de coloração vermelha e têm entre 3 e 4 mm de espessura (Fig. 1). Podem ocorrer degeneração retiniana cística subjacente, acúmulo de fluido sub-retiniano e as alterações epiteliais pigmentares da retina são comuns. O tratamento é indicado apenas se houver piora na acuidade visual.

Fotocoagulação a laser, terapia fotodinâmica e radiação de baixa dose podem ter sucesso na regressão do fluido sub-retiniano.

## Principais Achados na OCT

- Lesão de coroide elevada e localizada com grande vasculatura inerente.
- Pode ocorrer fluido sub-retiniano e degeneração retiniana cística sobre o tumor.
- A massa tumoral apresenta um sinal interno hiporrefletivo (Fig. 2).

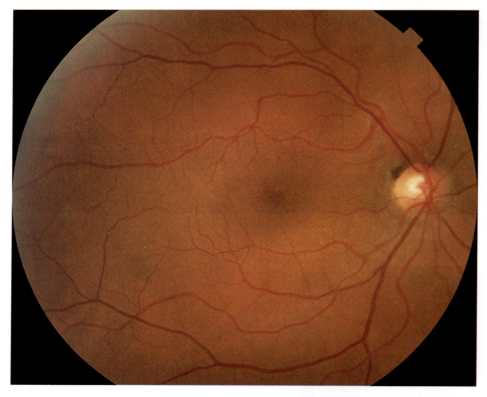

**FIG. 1.** Retinografia colorida mostrando uma massa avermelhada sutil superior ao disco.

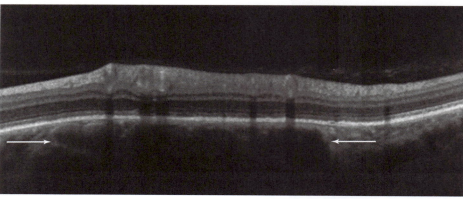

**FIG. 2.** OCT de hemangioma solitário da coroide, localizado entre as duas setas. Note a hiporrefletividade generalizada da lesão.

# Hemangioma Capilar da Retina

Jay S. Duker

**21.1**

## Resumo

Os hemangiomas capilares da retina são lesões benignas que podem se desenvolver como um fenômeno isolado ou em associação com a síndrome de Von-Hippel Lindau. As lesões são redondas ou ovais e tipicamente possuem vasos de retina dilatados, que se nutrem e drenam a retina. No início de seu curso, os hemangiomas raramente causam problemas visuais, mas com o tempo eles podem crescer e causar acúmulo de líquido intra e sub-retiniano com exsudatos duros associados. Com o tempo, pode ocorrer tração vítrea e descolamento de retina.

## Principais Achados na OCT

- Edema macular secundário, exsudato duro e fluido sub-retiniano devido ao vazamento de hemangiomas capilares periféricos da retina (Figs. 1–3).
- Alterações vítreas sobre os hemangiomas capilares são comuns.
- As lesões são elevadas e bem circunscritas, mas mostram poucos detalhes internos.

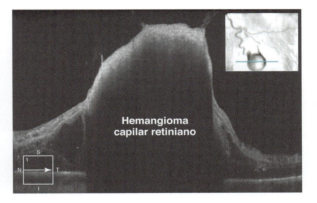

**FIG. 1.** OCT na mácula em paciente com hemangioma capilar retiniano periférico. O fluido intrarretiniano, o fluido sub-retiniano e exsudatos duros são características comuns que podem estar presentes.

**FIG. 2.** OCT periférica no mesmo paciente da Figura 1 através do centro do hemangioma capilar retiniano. A superfície da lesão é hiper-refletiva e a interface com o vítreo exibe locais de aderência. Detalhes internos não são visualizados devido ao sombreamento significativo do sinal.

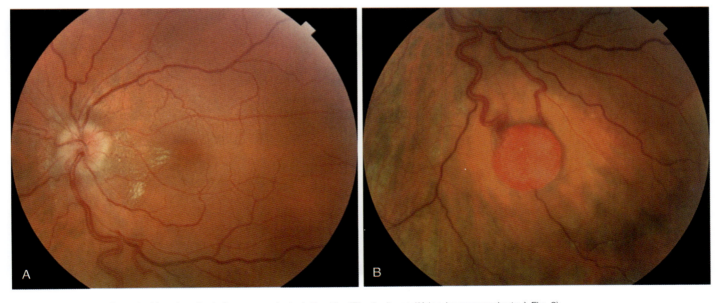

**FIG. 3.** (**A**) Retinografias coloridas da mácula (correspondente à Fig. 1) e (**B**) a lesão periférica (correspondente à Fig. 2).

## Hamartoma Simples do EPR
Jay S. Duker | **22.1**

### Resumo

O hamartoma simples congênito do epitélio pigmentado da retina (EPR) é um tumor incomum e benigno do EPR que está presente na superfície da retina. Acredita-se que as lesões sejam congênitas, embora sejam tipicamente identificadas durante a oftalmoscopia de rotina na vida adulta, pois são geralmente assintomáticos. A localização na superfície da retina pode ser explicada pela migração anômala durante a embriogênese. A aparência clínica é sugestiva e a aparência da OCT é patognomônica do diagnóstico. As lesões são tipicamente pretas, bem demarcadas e redondas.

### Principais Achados na OCT

- Localização pré-retiniana com hiper-refletividade densa que resulta em sombreamento e obscurecimento da retina subjacente e dos coriocapilares (Figs. 1 e 2).
- Bordas extremamente bem demarcadas.

**BIBLIOGRAFIA**
Barnes AC, Goldman DR, Laver NV, et al. Congenital simple hamartoma of the retinal pigment epithelium: clinical, optical coherence tomography, and histopathological correlation. *Eye (Lond)*. 2014;28(6):765-766.

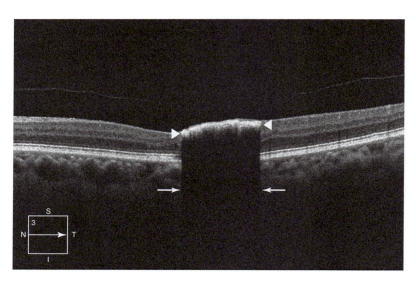

**FIG. 1**. OCT de um hamartoma simples do EPR típico. A lesão está localizada entre as pontas das setas e exibe hiper-refletividade. A extensão do sombreamento subjacente é mostrada entre as setas.

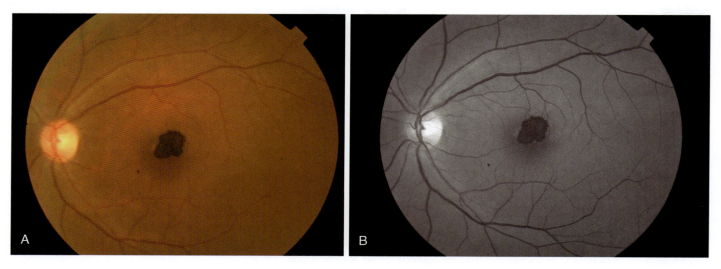

**FIG. 2**. Retinografias colorida (**A**) e em *red-free* (**B**) (correspondendo à Fig. 1) ilustram a cor preta e a aparência clínica típica do hamartoma congênito do EPR.

# Hamartoma Combinado da Retina e EPR

Jay S. Duker

## 22.2

## Resumo

O hamartoma combinado da retina e do EPR é um crescimento hamartomatoso benigno e raro que é importante no diagnóstico diferencial de outras entidades potencialmente malignas. A aparência clínica é de desorganização focal da retina com fibrose suprajacente. A região envolvida inclui a espessura total da retina e do EPR. A mácula central pode ser afetada pelas forças da interface vitreorretiniana secundária ou pela própria lesão, resultando em baixa visão. A OCT é extremamente útil para confirmar o diagnóstico e avaliar os tecidos afetados. Em particular, há uma ausência de envolvimento da coroide subjacente.

## Principais Achados na OCT

- Desorganização da espessura total da retina e do EPR na maioria dos casos (Fig. 1).
- A fibrose suprajacente está presente, muitas vezes com um padrão serrilhado (Figs. 1 e 2).
- Edema macular cistoide, membrana epirretiniana e descolamento de retina tracional podem estar presentes como características secundárias (Fig. 1).

**BIBLIOGRAFIA**

Xue K, Mellington F, Gout I, et al. Combined hamartoma of the retina and retinal pigment epithelium. *BMJ Case Rep*. 2012;doi: 10.1136/bcr-2012-006944.

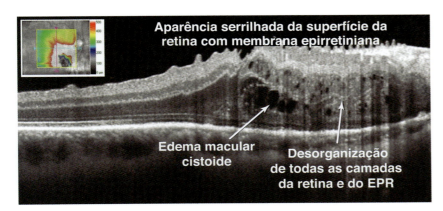

**FIG. 1**. OCT de um hamartoma combinado da retina e EPR típico.

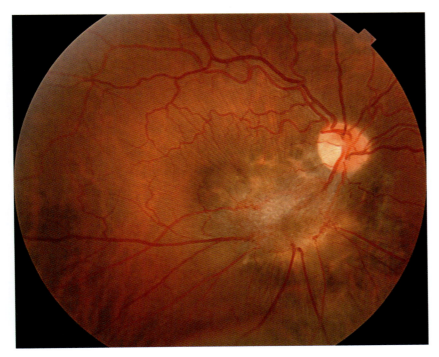

**FIG. 2**. Retinografia colorida correspondente à Figura 1.

# Metástases Coroidianas
### 23.1
Jay S. Duker

## Resumo

Metástases de coroide são raras, mas representam a principal causa de tumor maligno do segmento posterior em adultos. Os sítios primários mais comuns são mama e pulmão. As metástases são frequentemente múltiplas e bilaterais. O tratamento com radiação é muitas vezes bem-sucedido em interromper o crescimento das lesões, mas o prognóstico sistêmico na maioria dos casos é ruim.

## Principais Achados na OCT

- Massa coroidiana densa, com pouca ou nenhuma vasculatura coroidal visível (Figs. 1 e 2).
- O fluido sub-retiniano sobrejacente é muito comum.
- O epitélio pigmentado da retina tende a assumir uma configuração ondulada sobre as metástases.

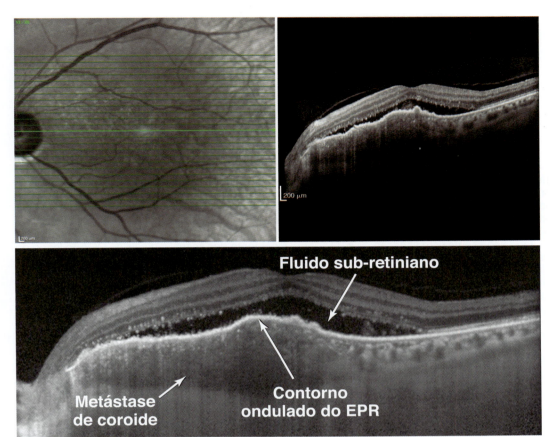

FIG. 1. A OCT de metástase de coroide exibe infiltração característica dos coriocapilares.

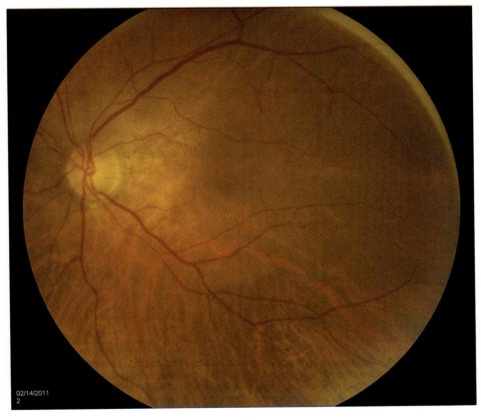

FIG. 2. A retinografia colorida correspondente mostra a massa coroidiana amelanótica apenas temporal ao nervo óptico.

# Retinopatia de Valsalva

Jay S. Duker

## 24.1

## Resumo

A retinopatia de Valsalva é causada pela ruptura de capilares superficiais na retina interna após eventos em que ocorre aumento súbito da pressão venosa intraocular devido à expiração forçada contra a glote fechada. Manifesta-se com áreas de hemorragia abaixo da membrana limitante sub-interna (MLI), tipicamente afetando a mácula. A hemorragia aguda apresenta estratificação com o tempo devido ao efeito da gravidade. A aparência clínica é muitas vezes muito característica. Com o tempo, a maioria dos casos se resolve espontaneamente. A OCT é útil na identificação da localização da hemorragia dentro do espaço sub-MLI, o que confirma o diagnóstico no contexto clínico apropriado. Além disso, a OCT fornece uma modalidade precisa para monitorar o tamanho e o volume da hemorragia. Pode ser difícil determinar mudanças no tamanho da hemorragia com base apenas na aparência clínica; portanto, a OCT pode ser bastante útil na retinopatia de Valsalva.

## Principais Achados na OCT

- Os *scans* verticais da OCT são mais úteis.
- No *scan* vertical da OCT, duas áreas distintas estão presentes dentro do espaço sub-MLI (Fig. 1):
    1. Cavidade hiporrefletiva superior (componente seroso).
    2. Cavidade hiper-refletiva inferior (componente hemorrágico).
- O acompanhamento dos *scans* verticais da OCT ao longo do tempo ajuda a determinar a evolução clínica (Figs. 1 e 2).

### BIBLIOGRAFIA

Goldman DR, Baumal CR. Natural history of Valsalva retinopathy in an adolescent. *J Pediatr Ophthalmol Strabismus*. 2014;51(2):128.

Szelog JT, Lally DR, Heier JS. Natural history of Valsalva-induced subhyaloid hemorrhage. *JAMA Ophthalmol*. 2015;133(2):e143268.

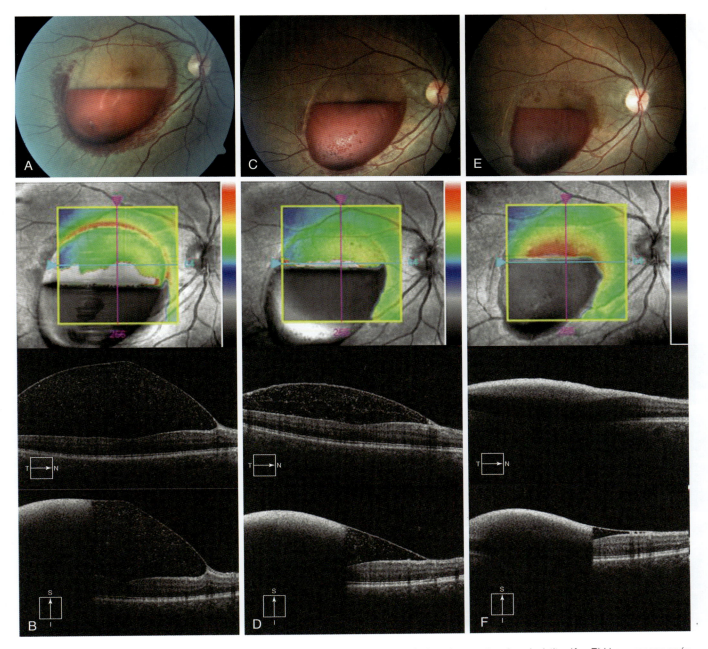

**FIG. 1.** Uma mulher saudável de 33 anos com retinopatia por Valsalva secundária a vômitos decorrentes de colecistite. (**A** e **B**) Uma semana após o início dos sintomas, há hemorragia estratificada em camadas no espaço sub-MLI. A acuidade visual era de 20/200. (**C** e **D**) Duas semanas após a apresentação, a acuidade visual manteve-se em 20/200 e a altura vertical da hemorragia parece clinicamente aumentada em comparação com a apresentação. No entanto, a OCT confirma que o volume total de hemorragia diminuiu significativamente. (**E** e **F**) No primeiro mês após a apresentação, a acuidade visual melhorou para 20/100, com diminuição progressiva da hemorragia.

*(Continua)*

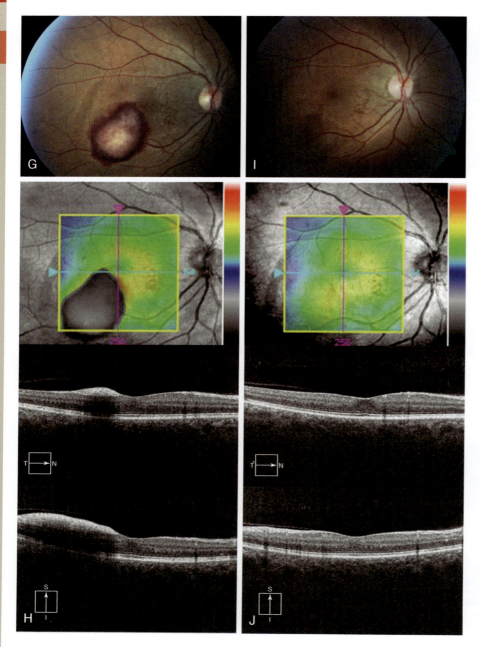

FIG. 1. (Cont.)(G e H) Dois meses após a apresentação, a acuidade visual melhorou para 20/25 com a reabsorção da hemorragia na fóvea central. (I e J) Quatro meses após a apresentação, a acuidade visual retornou a 20/20, com resolução completa da hemorragia.

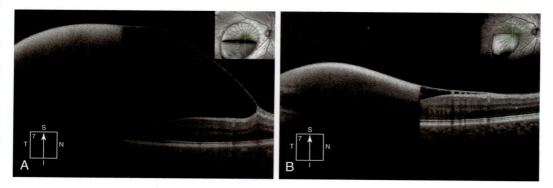

FIG. 2. Comparação da hemorragia sub-MLI na retinopatia de Valsalva, na OCT orientada verticalmente na apresentação (A) e um mês após (B).

# SEÇÃO 25: MACULOPATIA FÓTICA

## Maculopatia por Laser | 25.1
Jay S. Duker

## Resumo

Os lasers de alta potência tornaram-se comuns tanto no ambiente comercial quanto no recreativo. Isso acabou acarretando exposição acidental e intencional da mácula, que aumentou em frequência durante o século XXI. A mácula central geralmente recebe a maior parte da lesão, devido à visualização direta do raio laser. Clinicamente, a lesão aguda aparece amarela e mosqueada, melhorando ao longo de semanas a meses. Os estágios mais tardios da lesão são inespecíficos, com quantidades variáveis de distúrbios pigmentares do epitélio pigmentar da retina (EPR) e atrofia da retina. A extensão da lesão retiniana depende da carga de exposição, com lesões leves afetando apenas a retina externa; lesões mais graves podem afetar a espessura total da retina.

## Principais Achados na OCT

- Em situações agudas, há maior envolvimento localizado da retina externa, com hiper-refletividade envolvendo o complexo segmento interno/segmento externo/zona elipsoide (IS/OS/EZ) e o EPR (Figs. 1 e 2).
- No cenário subagudo ou crônico estão presentes rupturas e aglomerações irregulares do EPR (Fig. 3).
- A normalização do complexo IS/OS/EZ varia dependendo da gravidade da lesão inicial e se correlaciona com a recuperação visual.

**BIBLIOGRAFIA**

Wyrsch S, Baenninger PB, Schmid MK. Retinal injuries from a handheld laser pointer. *N Engl J Med*. 2010;363(11):1089-1091.

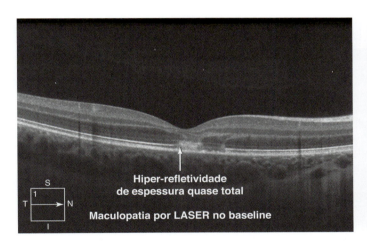

FIG. 1. OCT de maculopatia a laser aguda bastante grave.

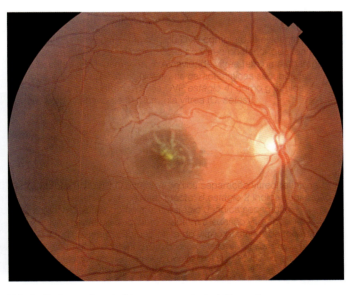

FIG. 2. Retinografia colorida correspondente à Figura 1.

FIG. 3. OCT 6 semanas após o quadro inicial.

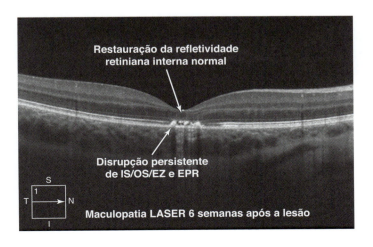

# Maculopatia Solar  25.2
Jay S. Duker

## Resumo

A exposição prolongada acidental ou intencional a fontes intensas de luz, como o sol ou um arco de solda, pode resultar em lesão fotoquímica da mácula. A lesão é tipicamente bilateral, simétrica e localizada dentro da fóvea. A perda da visão ocorre como um escotoma central que se correlaciona com a gravidade da exposição. Os achados da OCT podem ser diagnósticos no contexto clínico apropriado. Os "buracos" maculares focais na retina externa são os principais achados, os quais ocasionalmente podem ser vistos em outras condições.

## Principais Achados na OCT

- A retina interna é normal.
- Disrupção focal ou perda do complexo segmento interno/segmento externo/zona elipsoide (IS/IO/EZ) e epitélio pigmentado da retina (EPR), com bordas bem demarcadas de retina normal nas bordas (Figs. 1–3).
- Os achados da OCT geralmente estão presentes a longo prazo após a exposição fótica inicial.

### BIBLIOGRAFIA

Chen RW, Gorczynska I, Srinivasan VJ, et al. High-speed ultrahigh resolution optical coherence tomography findings in chronic solar retinopathy. *Retin Cases Brief Rep*. 2008;2(2):103-105.

Comander J, Gardiner M, Loewenstein J. High-resolution optical coherence tomography findings in solar maculopathy and the differential diagnosis of outer retinal holes. *Am J Ophthalmol*. 2011;152(3):413-419.

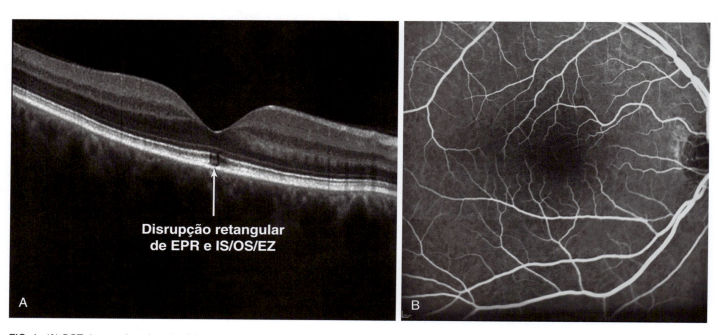

FIG. 1. (A) OCT de maculopatia solar. (B) A angiografia fluoresceínica correspondente mostra uma área de hiperfluorescência puntiforme.

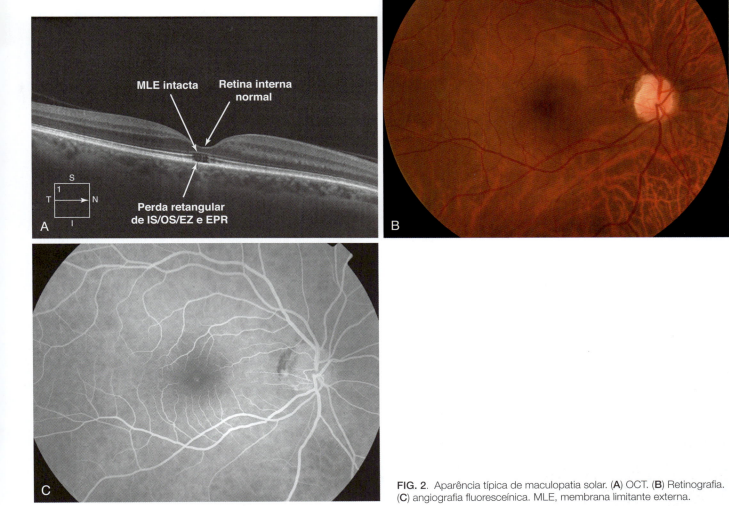

**FIG. 2.** Aparência típica de maculopatia solar. (**A**) OCT. (**B**) Retinografia. (**C**) angiografia fluoresceínica. MLE, membrana limitante externa.

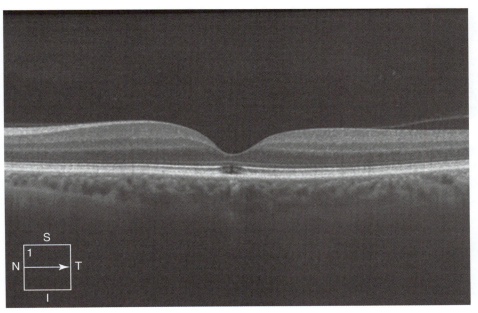

**FIG. 3.** O olho contralateral ao da Figura 2 mostra achados similares, porém mais leves.

SEÇÃO 26: DISTROFIAS RETINIANAS

# Retinite Pigmentosa    26.1
Shilpa Desai | A. Yasin Alibhai

## Resumo

Retinite pigmentosa (RP) engloba um grupo heterogêneo de doenças hereditárias que se caracterizam pela perda da função celular retiniana, preferencialmente na retina periférica. A RP pode ter gravidade, idade de início, modo de herança e associações sistêmicas variáveis. RP pode ser herdada de forma autossômica dominante, autossômica recessiva ou recessiva ligada ao X. A forma ligada ao X da doença é tipicamente a mais grave. A doença, em geral, é secundária a mutações no gene da rodopsina, embora algumas formas tenham sido associadas a mutações no gene da RDS (Anasagasti et al., 2012). A RP é geralmente caracterizada por uma lenta perda e progressiva da visão noturna (nictalopia), juntamente com a contração do campo visual. Nos estágios posteriores da doença, a acuidade central é afetada, o que pode causar perda visual grave. Anormalidades típicas do fundo do olho incluem palidez do nervo óptico, reflexo tipo tapetal resultante de alterações no epitélio pigmentar da retina (EPR), estreitamento vascular e alterações em espícula óssea na retina médio-periférica (Fig. 1). O diagnóstico definitivo requer testes eletrofisiológicos. A OCT é útil para auxiliar no diagnóstico inicial e detectar anormalidades maculares associadas, como o edema macular cistoide (Fig. 2). O tratamento da RP é limitado atualmente, embora implantes de próteses na retina estejam disponíveis para casos extremamente graves (Farrar et al., 2012).

## Pontos-chave

- Os sintomas incluem nictalopia, contração do campo visual e, em alguns casos, perda profunda da visão.
- Palidez do nervo óptico, atenuação dos vasos da retina e espículas ósseas na retina periférica são achados clínicos comuns.
- Os achados da OCT na doença precoce/leve incluem relativa preservação da retina central e do EPR com perda da retina externa e do EPR adjacente à fóvea.
- Os achados da OCT na doença avançada/grave incluem acentuada atenuação de todas as camadas da retina, particularmente da retina externa e dos fotorreceptores.
- Edema macular cistoide associado pode ser identificado na OCT.

### BIBLIOGRAFIA

Anasagasti A, Irigoyen C, Barandika O, et al. Current mutation discovery approaches in retinitis pigmentosa. *Vision Res*. 2012;75:117-129.
Farrar GJ, Millington-Ward S, Chadderton N, et al. Gene-based therapies for dominantly inherited retinopathies. *Gene Ther*. 2012;19(2):137-144.
Wolfensberger TJ. The role of carbonic anhydrase inhibitors in the management of macular edema. *Doc Ophthalmol*. 1999;97(3–4):387-397.

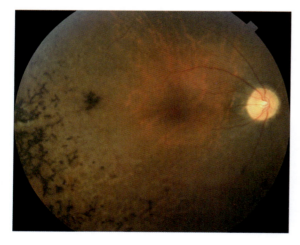

**FIG. 1.** Retinografia colorida de um paciente com RP típica. Há espículas ósseas periféricas invadindo a mácula, palidez do nervo óptico e atenuação vascular proeminente. A retina central e o EPR são preservados ("ilha central").

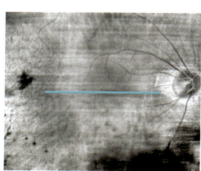
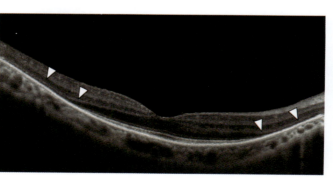

**FIG. 2.** OCT B-*scan* correspondente à Figura 1. Há um afinamento significativo das camadas retinianas externas e áreas de disrupção do EPR envolvendo as bordas da mácula. A fóvea central é poupada com arquitetura retiniana normal.

# Doença de Stargardt

Jay S. Duker

## 26.2

## Resumo

A doença de Stargardt é a distrofia macular hereditária mais comum, associada a mutações no gene ABCA4, responsável pela maior parte dos casos de degeneração macular em jovens. A idade de início e a gravidade da doença variam, mas, geralmente, quanto maior a duração da doença, mais grave ela é. As características do fundo de olho são de *flecks* de material amarelado no nível do EPR em um padrão macular, embora todo o polo posterior possa estar envolvido (Fig. 1). A atrofia macular central associada é responsável pela perda de visão. A angiografia por fluoresceína apresenta o sinal da coroide silenciosa, característico na maioria dos casos, e a autofluorescência revela um padrão distinto.

A OCT fornece informações complementares sobre a localização das lesões patológicas em relação ao EPR, o que pode ajudar a confirmar o diagnóstico. Nos casos de doença de Stargardt, a OCT é fundamental para detectar e monitorar a atrofia macular que pode se desenvolver parafovealmente ou subfovealmente.

## Principais Achados na OCT

- Há disrupção do EPR, IS/OS/EZ e retina externa, que se correlaciona com a gravidade da doença.
- A atrofia retiniana associada começa em uma localização parafoveal, espalhando-se para a fóvea com a maior duração da doença (inicialmente poupa a fóvea central) (Figs. 2–4).

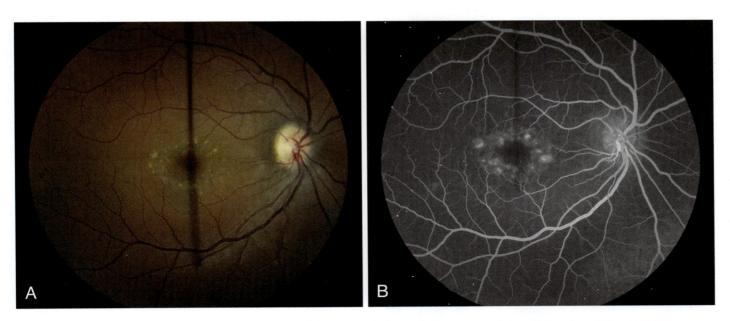

FIG. 1. (A) Retinografia colorida da doença de Stargardt inicial típica mostrando *flecks* pisciformes amarelados. (B) A angiografia fluoresceínica correspondente mostra a impregnação dos *flecks* além do sinal da coroide silenciosa.

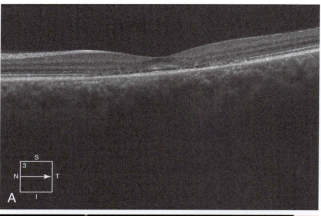

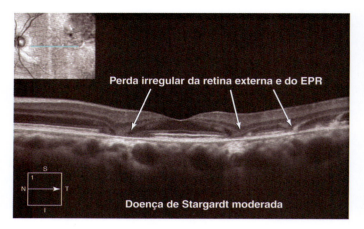

**FIG. 3.** Doença de Stargardt moderada com áreas focais de perda da retina externa e EPR. A fóvea central é poupada.

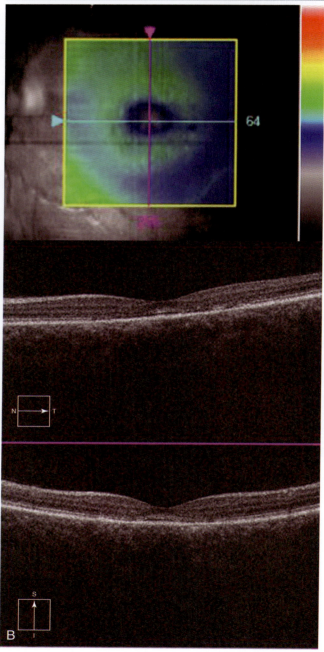

**FIG. 2.** (**A**) A OCT na doença de Stargardt leve mostra uma disrupção irregular do complexo IS/OS/EZ na região parafoveal. A fóvea central está relativamente intacta. (**B**) O mapa correspondente de espessura da OCT revela um leve afinamento parafoveal secundário à perda da retina externa.

**FIG. 4A e B.** (**A**) A OCT na doença de Stargardt severa/avançada mostra atrofia generalizada da retina externa e do EPR envolvendo toda a mácula. (**B**) O mapa de espessura correspondente ilustra melhor a atrofia macular difusa.

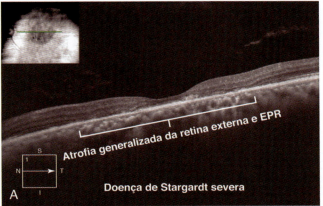
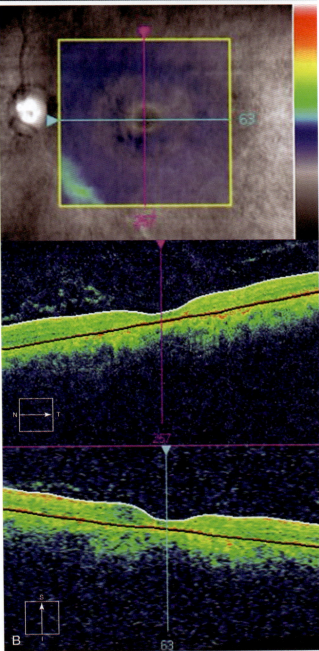

# Doença de Best
Jay S. Duker | 26.3

## Resumo

A doença de Best é causada por uma mutação no gene BEST1 e apresenta múltiplos fenótipos clínicos durante diferentes estágios da doença. Estes incluem os estágios viteliforme, pseudo-hipópio, "ovos mexidos" (do inglês, *scrambled egg*) e atrófico. Tipicamente, há uma lesão macular central singular presente bilateralmente. No entanto, fenótipos de doenças multifocais e assimétricas são possíveis. A OCT pode identificar achados significativos na doença Best e ajudar a diferenciar os vários estágios.

## Principais Achados na OCT

- O estágio viteliforme exibe material sub-retiniano que é uma mistura de material hiper-refletivo e hiporrefletivo (Figs. 1–3).
- O estágio de pseudo-hipópio mostra camadas de material hiporrefletivo superiormente e material hiper-refletivo inferiormente, que é mais bem identificado usando o *scan* vertical da OCT (Figs. 4–6).
- O estágio de "ovos mexidos" exibe uma mistura de atrofia do EPR, agregação de pigmento e fibrose sub-retiniana.
- O estágio atrófico exibe atrofia generalizada.

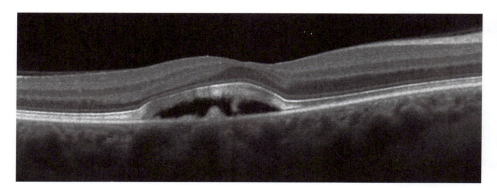

**FIG. 1.** Estágio viteliforme da doença Best. O material sub-retiniano é uma mistura de material hiper-refletivo e hiporrefletivo.

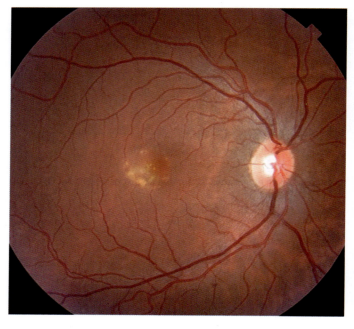

**FIG. 2.** Retinografia colorida correspondente à Figura 1.

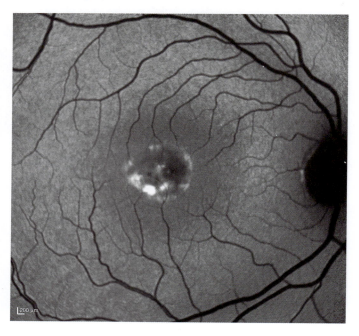

**FIG. 3.** Autofluorescência do olho correspondente à Figura 1.

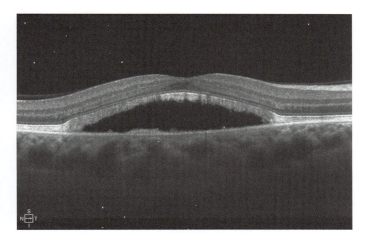

FIG. 4. Estágio de pseudo-hipópio da doença Best, *scan* horizontal da OCT através do componente superior, que é hiporrefletivo.

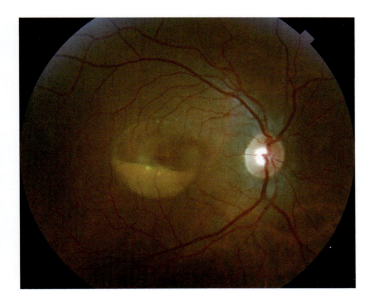

FIG. 5. Retinografia colorida correspondente à Figura 4.

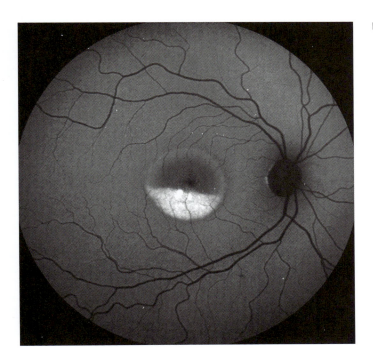

FIG. 6. Autofluorescência correspondente à Figura 4.

# Distrofia de Cones
### Shilpa Desai | A. Yasin Alibhai
## 26.4

## Resumo

A distrofia de cones engloba um grupo de distrofias hereditárias em que a função isolada dos cones está primariamente afetada. Tal como acontece com outras condições hereditárias, a idade de início, a gravidade e a taxa de progressão podem variar dependendo do tipo de mutação. Há vários genes implicados na distrofia do cone (Renner et al., 2009). Os sintomas incluem baixa visão, alteração na visão de cores e aumento da dificuldade visual em condições de alta luminosidade (hemeralopia). A acuidade visual é variável, geralmente entre 20/20 e 20/200. O exame do fundo do olho revela um padrão em "*bulls eye*" de atrofia do EPR dentro da mácula, que é destacada com autofluorescência (Fig. 1). A retina periférica é tipicamente poupada. OCT mostra perda das camadas retinianas externas que afetam a mácula (Fig. 2). Em geral, o exame eletrofisiológico é necessário para confirmar o diagnóstico e mostra uma diminuição na resposta fotópica e de *flicker*.

## Pontos-chave

- Distrofia de cones refere-se a uma ampla variedade de distrofias caracterizadas por disfunção isolada nos cones.
- Os sintomas clínicos incluem baixa visão, alteração na visão de cores, escotoma central e hemeralopia.
- A maculopatia em "*bulls eye*" é o aspecto clínico mais característico.
- A OCT mostra a perda das camadas retinianas externas que afetam a mácula e a fóvea, diferentemente da retinite pigmentosa, na qual, em geral, há preservação da fóvea.
- Os achados da OCT na doença avançada incluem atrofia completa da mácula.

### REFERÊNCIA

Renner AB, Fiebig BS, Weber BH, et al. Phenotypic variability and long-term follow-up of patients with known and novel PRPH2/RDS mutations. *Am J Ophthalmol*. 2009;147:518-530.

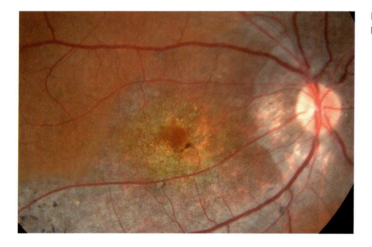

**FIG. 1**. Retinografia colorida mostrando perda de EPR na fóvea em um padrão de "*bulls eye*" característico.

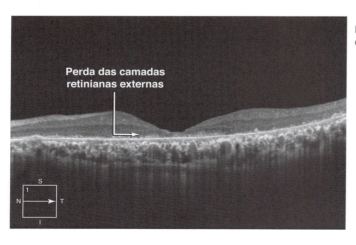

**FIG. 2**. OCT correspondente à Figura 1. O *scan* linear mostra a perda das camadas retinianas externas na fóvea e parafóvea.

## *Malattia Leventinese* (Distrofia Retiniana em Favo de Mel de Doyne) | 26.5

Jay S. Duker

## Resumo

*Malattia leventinese*, também conhecida como drusas familiares dominantes, é causada por um defeito genético conhecido (EFEMP1). O diagnóstico é feito com base na aparência clínica, que inclui muitas drusas de tamanho variável, mas geralmente grandes, localizadas dentro da mácula central e região peripapilar. As drusas aparecem em uma idade precoce em comparação com as drusas resultantes da degeneração macular relacionada à idade. A perda da visão pode ocorrer como resultado do desenvolvimento de alterações atróficas e neovascularização de coroide secundária. A OCT é usada predominantemente como uma modalidade de imagem adjuvante para determinar a extensão e monitorar a progressão de características secundárias da doença.

## Principais Achados na OCT

- Muitas drusas grandes e arredondadas estão sempre presentes (material hiper-refletivo entre o EPR e a membrana de Bruch) (Figs. 1 e 2).
- Podem estar presentes pequenas drusas radiais, semelhantes às drusas cuticulares.

### BIBLIOGRAFIA

Querques G, Guigui B, Levezial N, et al. Multimodal morphological and functional characterization of malattia leventinese. *Graefes Arch Clin Exp Ophthalmol*. 2013;251(3):705-714.

Zhang T, Xie X, Cao G, et al. Malattia leventinese/Doyne honeycomb retinal dystrophy in a Chinese family with mutation of the *EFEMP1* gene. *Retina*. 2014;34(12):2462-2471.

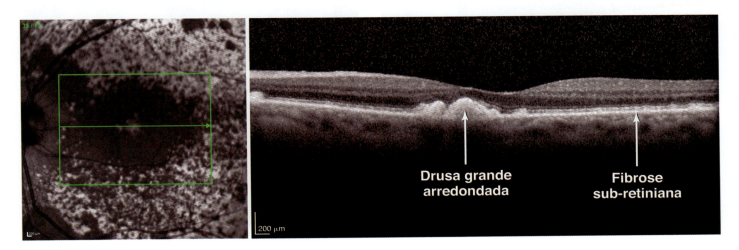

FIG. 1. Aparecimento da OCT de *malattia leventinese* com drusas grandes e pequenas.

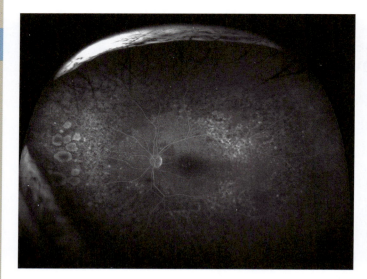

FIG. 2. O angiografia fluoresceínica de grande angular correspondente à Figura 1 ilustra a extensão das drusas periféricas.

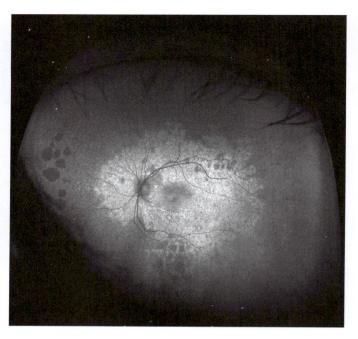

FIG. 3. A autofluorescência de grande angular demonstra extensos "*dropouts*" periféricos do EPR.

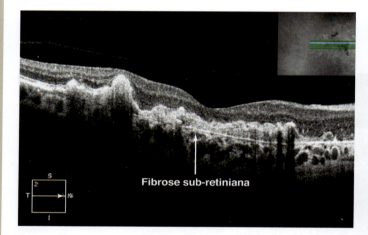

FIG. 4. *Malattia leventinese* avançada com fibrose sub-retiniana. *(Cortesia de Elias Reichel, MD.)*

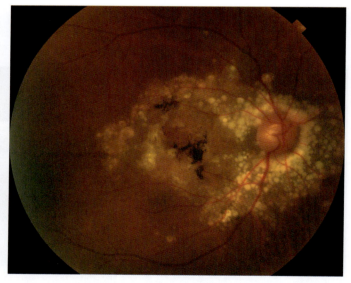

FIG. 5. A retinografia colorida correspondente à Figura 4 ilustra a aparência clássica de *malattia leventinese*. *(Cortesia de Elias Reichel, MD.)*

# Distrofia Coroidiana Areolar Central | 26.6

Jay S. Duker

## Resumo

A distrofia coroidiana areolar central (DCAC) é um distúrbio hereditário que afeta a mácula, sendo frequentemente confundida com a degeneração macular relacionada à idade (DMRI). Pacientes com DCAC, em geral, são mais jovens e têm uma forte história familiar de perda de visão em comparação com aqueles com DMRI. Nos estágios iniciais da doença há alterações do EPR na região macular. Com o tempo, desenvolve-se uma atrofia severa do EPR, deixando uma área redonda bem circunscrita de perda de tecido na mácula central. A OCT é útil para identificar os principais aspectos da doença em cada estágio e ajudar a distinguir essa entidade da DMRI.

## Principais Achados na OCT

- As características mais precoces da doença incluem distúrbios focais do EPR que podem se assemelhar às drusas.
- No estágio intermediário há alterações atróficas na retina externa.
- Em estágios avançados da doença, ocorre atrofia externa generalizada da retina, EPR e coriocapilar. A ausência de depósitos sub-EPR nesta fase pode ajudar a distinguir a DCAC da atrofia geográfica secundária à DMRI (Figs. 1 e 2).

**BIBLIOGRAFIA**

Boon CJ, Klevering BJ, Cremers FP, et al. Central areolar choroidal dystrophy. *Ophthalmology*. 2009;116(4):771-782.

Smailhodzic D, Fleckenstein M, Theelen T, et al. Central areolar choroidal dystrophy (CACD) and age-related macular degeneration (AMD): differentiating characteristics in multimodal imaging. *Invest Ophthalmol Vis Sci*. 2011;52(12):8908-8918.

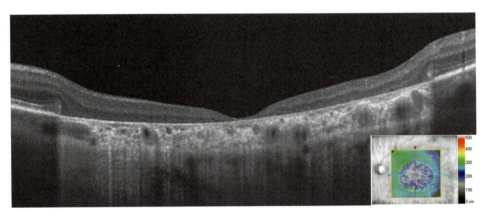

**FIG. 1.** OCT do olho esquerdo de uma mulher de 53 anos que apresentou baixa visão em ambos os olhos há 25 anos. No momento em que este OCT foi realizado, a acuidade visual era de 20/400 em ambos os olhos. A paciente apresentava história familiar do pai tendo uma doença e um curso semelhantes. Isto representa o estágio avançado da distrofia coroidiana areolar central com atrofia da retina externa, EPR e coriocapilares. Observe a ausência de quaisquer depósitos sub-EPR que seriam mais típicos de atrofia geográfica secundária à AMD.

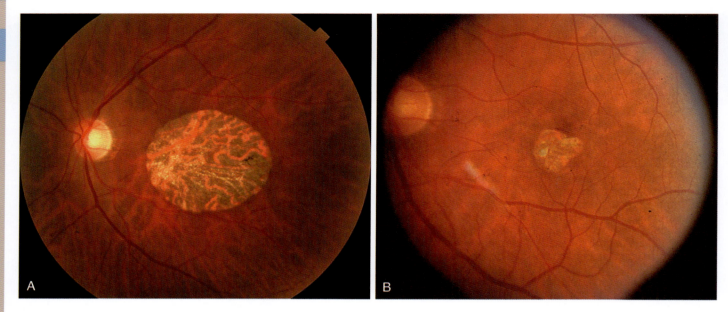

**FIG. 2.** (**A**) Retinografia colorida mostrando área bem demarcada de atrofia coriorretiniana, correspondente à Figura 1. (**B**) Retinografia colorida do mesmo paciente 25 anos antes.

SEÇÃO 27: DESCOLAMENTO DO VÍTREO POSTERIOR

# Etapas do Descolamento do Vítreo Posterior | 27.1
Darin R. Goldman

## Resumo

O vítreo é uma substância dinâmica que degenera assim como outras partes do corpo. Esse processo de degeneração resulta em liquefação contínua com enfraquecimento e eventual separação de aderências vítreas a várias estruturas no segmento posterior, incluindo o nervo óptico, a mácula, os vasos sanguíneos da retina e a retina periférica. A evolução do descolamento do vítreo posterior (DVP) ocorre ao longo de muitos anos com a separação vítrea contínua do polo posterior. O primeiro estágio de separação começa na região paramacular com eventual separação completa vitreopapilar. É somente esse evento final, o qual pode levar anos para se desenvolver, que causa sintomas típicos de um DVP agudo com um anel de Weiss visível clinicamente. O DVP das estruturas da parede posterior do olho pode resultar em uma série de condições patológicas, como hemorragia vítrea, tração vitreomacular, buraco macular, membrana epirretiniana, roturas da retina e descolamento de retina.

## Principais Achados na OCT

- Os estágios de DVP incluem: Estágio 1: DVP perifoveal com adesão vitreofoveal intacta (Fig. 3); Estágio 2: DVP macular isolada com adesão vitreopapilar residual (Fig. 4); Estágio 3: DVP periférico com adesão vitreopapilar residual (Fig. 5); Estágio 4: DVP completo (Fig. 6) (Johnson, 2005).
- Os estágios progressivos (1 a 4) do DVP são detectáveis por meio da OCT (Figs. 1–7).

**REFERÊNCIA**
Johnson MW. Perifoveal vitreous detachment and its macular complications. *Trans Am Ophthalmol Soc.* 2005;103:537-567.

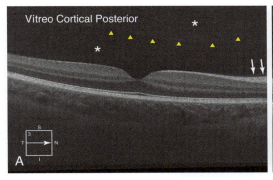 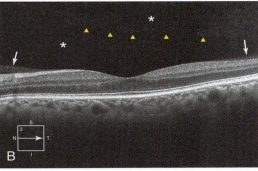

**FIG. 1A e B.** OCT de mácula normal com hialoide posterior aderida. Embora a cavidade vítrea exiba um sinal hiporrefletivo generalizado, a presença de hialoide posterior fixo (ausência de DVP) é evidente por um sinal levemente hiper-refletivo granulado, difuso e fraco (*asteriscos*). Muitas vezes, haverá uma demarcação distinta (*pontas de seta*) entre camadas do córtex vítreo posterior que diferem ligeiramente em grau de refletividade, o que ajuda na confirmação da presença de vítreo cortical ligado. Além disso, as bordas da hialoide posterior são visíveis como membranas hiper-refletivas finas (*setas*), que se confundem com a superfície da mácula.

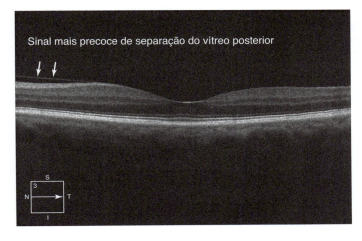

**FIG. 2.** O primeiro sinal de DVP é marcado pela separação focal entre a superfície da hialoide posterior e a superfície macular (*setas*).

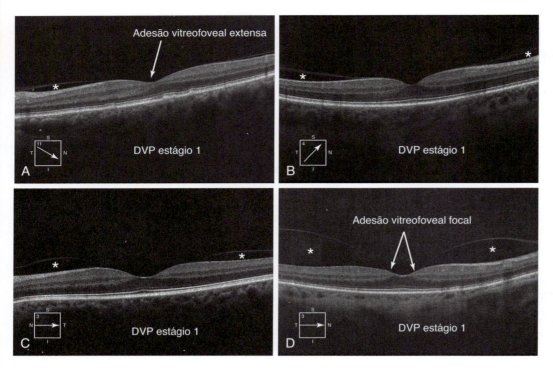

**FIG. 3A-D.** O estágio 1 do DVP é marcado pela separação da hialoide posterior da superfície da retina que circunda a fóvea central (*asteriscos*), enquanto mantém aderências ao nervo óptico e temporal à mácula. Nesse estágio, há uma elevação contínua da hialoide de uma configuração plana (**A** e **B**) para uma que é mais curvada (**C** e **D**) e a área de adesão da foveal passa de ampla para mais focal.

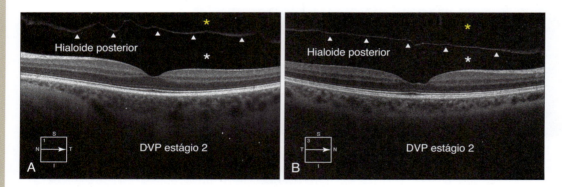

**FIG. 4A e B.** O DVP estágio 2 resulta na liberação completa da ligação vitreomacular com adesão residual à mácula temporal, nervo óptico e periferia nasal. Nesse estágio, a hialoide posterior é facilmente visualizada como uma membrana hiper-refletiva acima da mácula (*pontas de seta*). O espaço entre a hialoide posterior e a mácula é geralmente mais escuro ou mais hiporrefletivo (*asterisco branco*) em comparação com a refletividade do vítreo (*asterisco amarelo*).

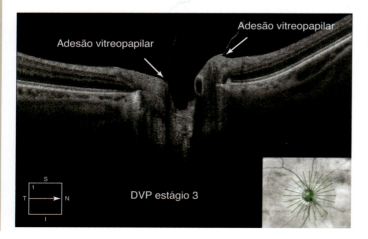

**FIG. 5.** OCT seccionado através da cabeça do nervo óptico no DVP estágio 3. Há adesão vitreopapilar residual (*setas*) e a hialoide posterior foi liberada de toda a retina anteriormente.

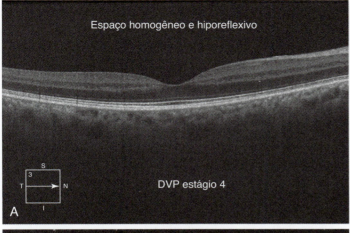
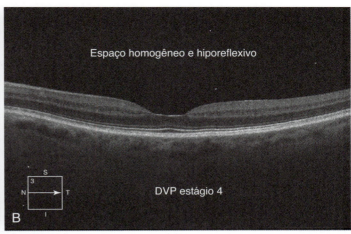
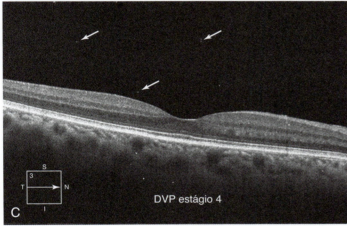

**FIG. 6A-C**. O DVP em estágio 4, ou DVP completo, é evidente na OCT pela falta de quaisquer características do vítreo posterior que tenham sido descritas nas Figuras 1 a 5. A cavidade vítrea tem uma aparência homogênea e hiporrefletiva. Notam-se características secundárias associadas à fase sintomática da DVP *estágio 4*, como glóbulos vermelhos no cenário de hemorragia vítrea (C, *setas*).

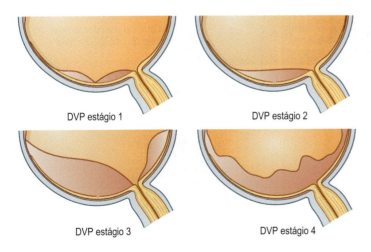

**FIG. 7**. Etapas do DVP: O *estágio 1* indica separação vitreorretiniana perifoveal com adesão vitreofoveal intacta; *o estágio 2* indica separação vitreorretiniana macular completa; *o estágio 3* indica separação vitreorretiniana periférica enquanto mantém a adesão vitreopapilar; e o *estágio 4* indica separação completa do vítreo posterior de todos os anexos ao segmento posterior. *(De Johnson, Perifoveal vitreous detachment and its macular complications. Trans Am Ophthalmol Soc. 2005 Dec; 103: 537–567, Figura 2 (estágios de DVP).)*

## Hialose Asteroide
Darin R. Goldman

**28.1**

### Resumo

A hialose asteroide é uma condição benigna caracterizada pela presença de pequenas esferas brancas de tamanho variável ("estrelas à noite") dispersas por toda a cavidade vítrea com distribuição dependente da gravidade (Fig. 1A). As opacidades geralmente são assintomáticas; no entanto, podem causar dificuldade na avaliação de anormalidades retinianas. A condição é unilateral ou bilateral assimétrica e ocorre em aproximadamente 1 em 100 pessoas. Em alguns casos em que a hialose asteroide é densa e a mácula não pode ser vista clinicamente, a OCT pode auxiliar na visualização de detalhes maculares e de quaisquer processos patológicos maculares associados (Fig. 1B). A hialose asteroide tem uma aparência clássica na OCT como estrias verticais hiper-refletivas de largura variável.

### Principais Achados na OCT

- A OCT é frequentemente capaz de visualizar detalhes da mácula mesmo em casos de hialose asteroide grave.
- As esferas de hialose asteroide aparecem na OCT como estrias hiper-reflexivas, de largura variável, orientadas verticalmente, o que provavelmente corresponde ao tamanho da esfera (Figs. 2–4).
- Embora fisicamente presente apenas dentro da cavidade vítrea, devido a artefatos de espelhamento, as lesões na OCT podem parecer sobrepor-se às camadas da retina e da coroide.
- Os efeitos de sombreamento também são característicos da hialose asteroide e podem ocorrer devido a manchas visualizadas ou àquelas fora do quadro de captura de imagem.

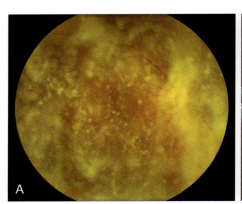 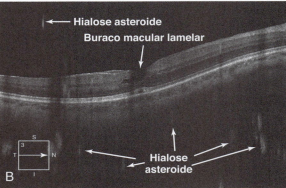

**FIG. 1.** (**A**) Retinografia colorida de hialose asteroide densa, que obscurece a capacidade de discernir detalhes do fundo subjacente. (**B**) OCT correspondente tem um sinal reduzido, mas revela detalhes razoavelmente bons da mácula. Nesse caso em particular, havia preocupação com um possível buraco macular de espessura total; no entanto, a OCT revelou um buraco macular lamelar sem defeito de espessura total.

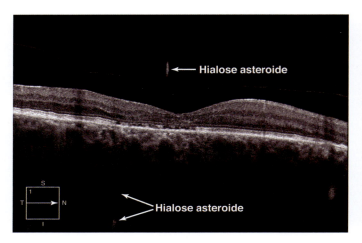 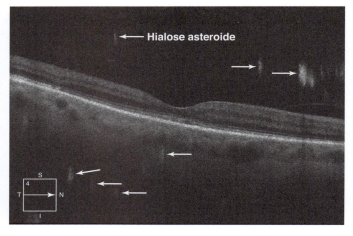

**FIG. 2.** Hialose asteroide discreta com apenas algumas lesões visíveis na OCT.

**FIG. 3.** Hialose asteroide moderada mostrando a aparência característica da OCT de manchas hiper-refletivas, orientadas verticalmente.

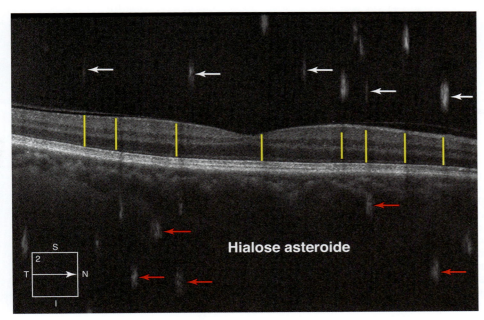

**FIG. 4.** Hialose de asteroide grave mostrando muitas manchas hiper-refletivas. Observe as numerosas áreas de artefato de sombreamento (*lado direito das linhas amarelas*). Estas áreas estão associadas às manchas de asteroides localizadas acima (*setas brancas, imagem verdadeira*) e abaixo (*setas vermelhas, artefato espelhado*) neste plano.

SEÇÃO 29: HEMORRAGIA VÍTREA

# Hemorragia Vítrea | 29.1
Darin R. Goldman

## Resumo

A hemorragia vítrea espontânea é um distúrbio comum da cavidade vítrea, que ocorre em aproximadamente 7 em cada 100.000 pessoas (Spraul & Grossniklaus, 1997). O aparecimento de hemorragia vítrea desenvolve-se secundariamente ao sangramento de vasos sanguíneos normais ou neovasos dentro da retina/vítreo. As causas mais comuns de hemorragia vítrea espontânea não traumática incluem retinopatia diabética, ruptura/descolamento de retina, tração vitreorretiniana resultante de descolamento do vítreo posterior, doença oclusiva venosa retiniana, macroaneurisma retiniano roto e DMRI exsudativa. A hemorragia vítrea espontânea é uma causa comum de deficiência visual e pode apresentar resolução espontânea em casos leves. Casos mais graves podem exigir vitrectomia cirúrgica. No cenário de hemorragia vítrea grave e sem visualização do fundo de olho, a ultrassonografia B-scan é a modalidade de imagem de escolha.

Em casos de hemorragia vítrea mais leve, a OCT pode ser útil para identificar anormalidades maculares subjacentes e a própria hemorragia vítrea.

## Principais Achados na OCT

- Os achados da OCT na hemorragia vítrea incluem a visualização de glóbulos vermelhos individuais, aglomerados de hemorragia e efeitos secundários do sombreamento (Figs. 1–4).
- Glóbulos vermelhos individuais aparecem como pequenas manchas densamente hiper-refletivas, enquanto a hemorragia difusa aparece como uma lâmina homogênea hiper-refletiva.

**REFERÊNCIA**
Spraul CW, Grossniklaus HE. Vitreous Hemorrhage. *Surv Ophthalmol.* 1997;42(1):3-39.

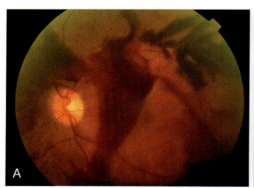
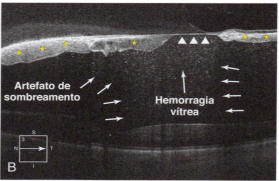

**FIG. 1.** (**A**) Retinografia colorida de hemorragia vítrea diabética. (**B**) A OCT visualiza a hialoide posterior (*pontas de seta*) com hemorragia subjacente que é tanto restrita à parte posterior da hialoide (*asteriscos*) quanto também dispersa dentro do vítreo subjacente (*entre as setas*). O artefato de sombreamento posterior é maior nos locais em que a hemorragia é aderida à hialoide posterior.

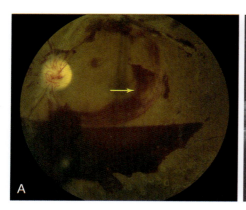
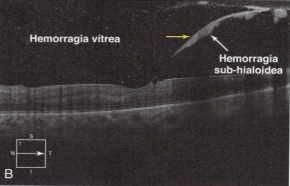

**FIG. 2.** (**A**) Retinografia colorida de hemorragia vítrea diabética, principalmente contida no espaço sub-hialoide. (**B**) OCT mostra uma leve hemorragia vítrea sobre a mácula nasal. Temporalmente, há hemorragia sub-hialoidea (*a seta amarela corresponde à mesma seta na* Fig. 2A) com artefato de sombreamento subjacente.

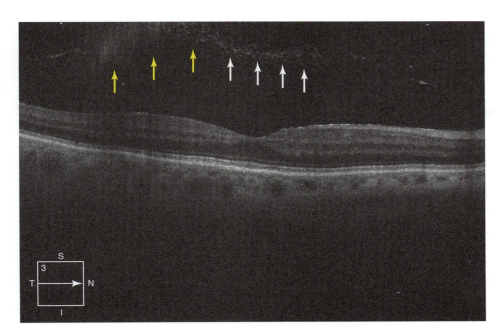

**FIG. 3.** Hemorragia vítrea secundária à ruptura de um macroaneurisma da retina. No local em que a hemorragia é mais densa há um artefato de sombreamento subjacente (*setas amarelas*). No local em que a hemorragia é mais leve, não há sombreamento subjacente (*setas brancas*).

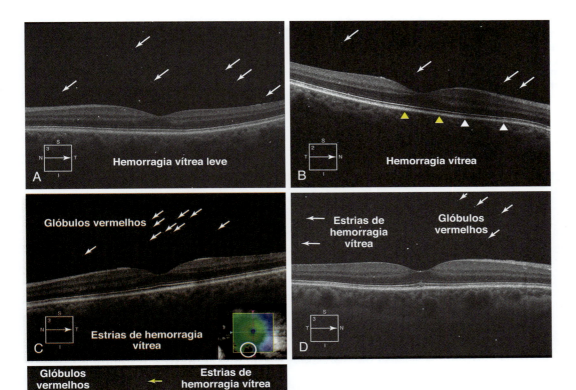

**FIG. 4A-E.** (**A**) Hemorragia vítrea leve em quadro de DVP agudo pode passar despercebida clinicamente. Pontos pequenos, redondos e hiper-refletivos correspondem a glóbulos vermelhos individuais (*setas*). (**B**) Hemorragia vítrea mais significativa com artefato de sombreamento (*entre pontas de seta*) da hemorragia vítrea sobrejacente, que está localizada acima da moldura da imagem. Glóbulos vermelhos individuais também são visualizados (*setas*). (**C**) Além dos glóbulos vermelhos (*setas*), o mapa de espessura revela um artefato de segmentação preto (*círculo*) que é devido ao bloqueio do sinal localizado da hemorragia vítrea sobrejacente nesta região. (**D** e **E**) Notam-se os glóbulos vermelhos (*setas brancas*) e as estrias de hemorragia vítrea hiper-refletivas.

# Inflamação Vítrea
Darin R. Goldman

## 30.1

## Resumo

Um grande variedade de uveítes resultam em inflamação vítrea como parte do curso da doença. A capacidade de monitorar a gravidade da inflamação durante o *follow-up* depende de uma avaliação clínica subjetiva imprecisa que não tem reprodutibilidade. A OCT fornece um método mais preciso para avaliar as alterações da inflamação vítrea ao longo do tempo. A opacidade média criada pela inflamação vítrea prejudica a transmissão da luz. A atenuação de luz correspondente é distribuída de maneira bastante uniforme e resulta em degradação do sinal de OCT. Na ausência de outras causas de perda do sinal na OCT, como o filme lacrimal ou a catarata, a variação na intensidade do sinal da OCT pode ser útil no monitoramento da atividade da uveíte e na resposta ao tratamento. A variação na intensidade do sinal da OCT, que se correlaciona com a gravidade da vitreíte, fornece uma medida direta, objetiva e reprodutível, da atividade da doença(Figs. 1–3). Outros métodos, mais sofisticados, de monitorar a inflamação vítrea usando OCT foram descritos (Keane et al., 2014; Zarranz-Ventura et al., 2016). Além disso, a OCT é muito útil para detectar edema macular cistoide associado (EMC) e monitorar a resposta ao tratamento (Fig. 3).

## Principais Achados na OCT

- Imagens de OCT adquiridas na presença de inflamação vítrea terão perda de sinal correspondente à gravidade da opacidade vítrea.
- A intensidade do sinal da OCT pode ser usada para monitorar a atividade da uveíte e a resposta ao tratamento.
- Os efeitos secundários da uveíte, como a EMC, podem ser medidos e monitorados com precisão em resposta ao tratamento.

### REFERÊNCIAS

Keane PA, Karampelas M, Sim DA, et al. Objective measurement of vitreous inflammation using optical coherence tomography. *Ophthalmology*. 2014;121(9):1706-1714.

Zarranz-Ventura J, Keane PA, Sim DA, et al. Evaluation of objective vitritis grading method using optical coherence tomography: influence of phakic status and previous vitrectomy. *Am J Ophthalmol*. 2016;161:172-180.

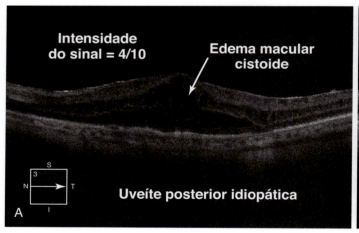
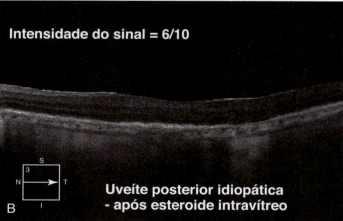

**FIG. 1.** (**A**) Uveíte posterior idiopática. A intensidade do sinal é de 4/10 devido à inflamação vítrea difusa, que é evidenciada pela má resolução geral da imagem. Há também EMC associado. (**B**) Após 1 mês do implante intravítreo de dexametasona, há diminuição do EMC, e a intensidade do sinal melhorou para 6/10, juntamente com uma resolução da inflamação vítrea. A melhora na intensidade do sinal e a resolução da EMC indicam uma resposta positiva ao tratamento.

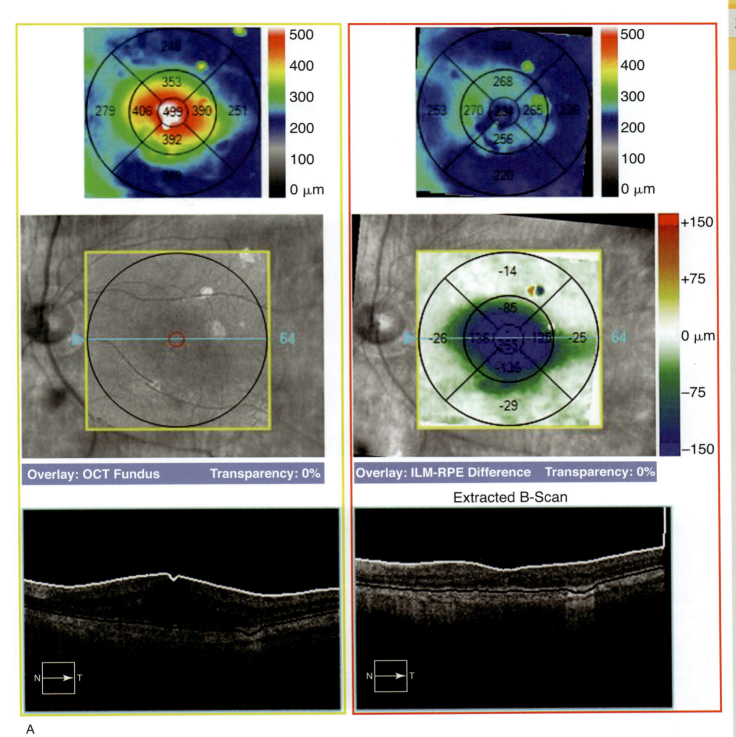

**FIG. 2.** (**A**) Além OCT B-*scan* (*inferior*), mapas de espessura (*superior*) e mapa de diferença (*meio, direita*) são muito úteis para visualizar as alterações ao longo do tempo, particularmente a resposta ao tratamento. Os mapas de espessura do pré-tratamento (*caixa amarela*) mostram um EMC central significativo, com resolução após o tratamento (*caixa vermelha*). Essa mudança ao longo do tempo é mais bem visualizada nos mapas de diferenças (*meio, à direita*).

*(Continua)*

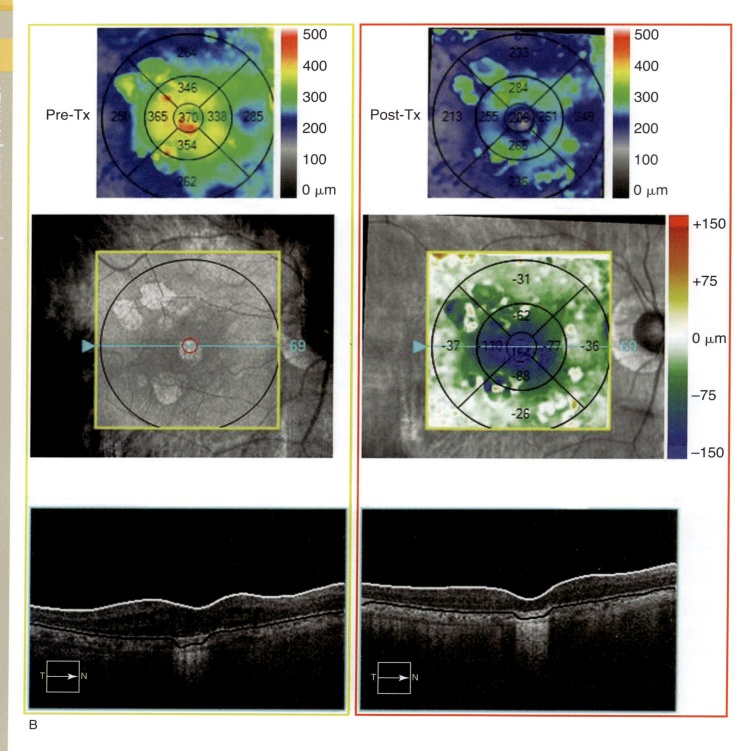

FIG. 2. (Cont.) (B) Resposta de tratamento semelhante no olho contralateral, destacada pelos mapas de espessura.

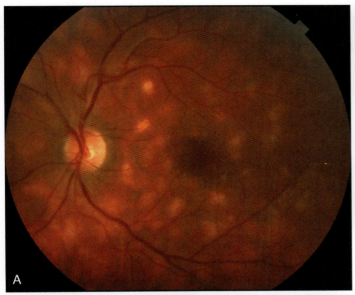
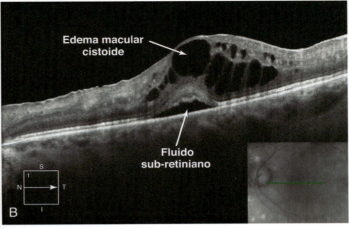
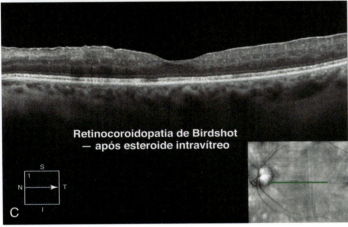

**FIG. 3.** (**A**) Retinografia colorida de paciente com retinocoroidopatia de Birdshot. (**B**) Antes do tratamento há EMC e fluido sub-retiniano significativo. (**C**) Após o tratamento com esteroide intravítreo, há resolução completa do EMC e do fluido sub-retiniano.

## Descolamento de Retina Tracional
Darin R. Goldman

# 31.1

## Resumo

O descolamento de retina tracional (DRT) ocorre mais comumente secundário à retinopatia diabética proliferativa ou à proliferação vitreorretiniana (PVR). A aparência clínica é caracterizada por membranas vítreas e epirretinianas visíveis que exercem forças de tração na superfície da retina. O tipo e a localização do DR dependem da intensidade e do local onde essas forças são. O DR pode ocorrer isolado na mácula, isolado na periferia ou acometendo toda a retina. A existência de um DR é definida pela presença de fluido sub-retiniano. Esse fluido, em geral, é detectável na OCT antes de ser visível clinicamente (Figs. 1–5). Os DRTs, no contexto de retinopatia diabética proliferativa, começam com a tração focal na retina, que aumenta progressivamente, causando espessamento da retina subjacente com alterações do tipo esquise e, finalmente, o desenvolvimento do fluido sub-retiniano subjacente. Os DRTs, no contexto dos PVRs, desenvolvem-se como um processo mais agudo, com membranas pré-retinianas proeminentes e fluido sub-retiniano.

## Principais Achados na OCT

- Os DRTs resultantes da retinopatia diabética proliferativa são caracterizados por áreas multifocais de tração, membranas pré-retinianas, alterações tipo esquise dentro da retina e áreas de líquido sub-retiniano (Figs. 1–4).
- DRTs secundários a outras causas, como os PVRs, possuem membranas pré-retinianas mais proeminentes e quantidades substanciais de líquido sub-retiniano (Fig. 5).

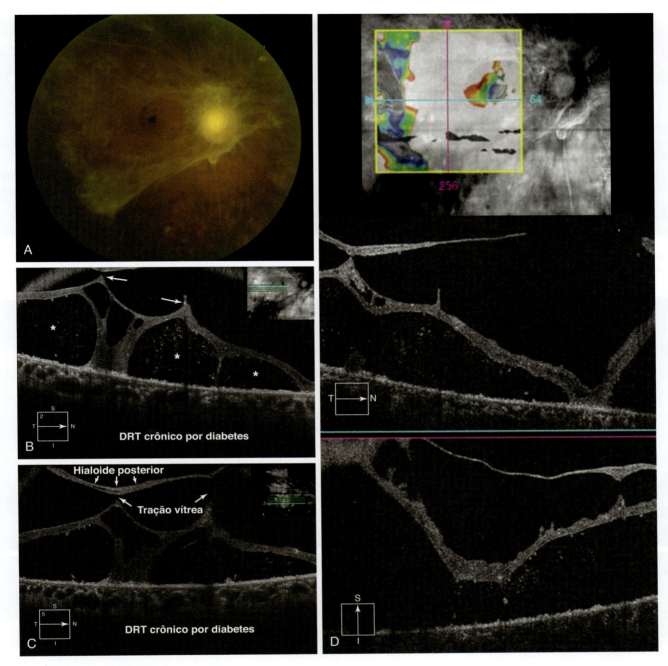

**FIG. 1A-D.** (**A**) Retinopatia diabética proliferativa em estágio terminal com descolamento de retina tracional atrófico em configuração de "boca-de-lobo". (**B**) OCT mostra múltiplas áreas de tração (*setas*) e fluido sub-retiniano loculado (*asteriscos*). Há desorganização severa da retina com a perda da delimitação das camadas retinianas. (**C**) A hialoide posterior é visível com cavilhas de inserção vítrea na superfície da retina. (**D**) O mapa de espessura da OCT é limitado devido a erros de segmentação, que são comuns nessa configuração.

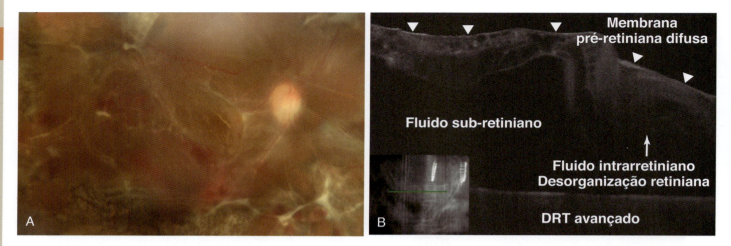

**FIG. 2A e B.** (**A**) Descolamento de retina tracional avançado por diabetes envolvendo a mácula. (**B**) A OCT revela uma membrana difusa na superfície macular (*pontas de seta*), alterações císticas intrarretinianas com desorganização da retina e fluido sub-retiniano significativo.

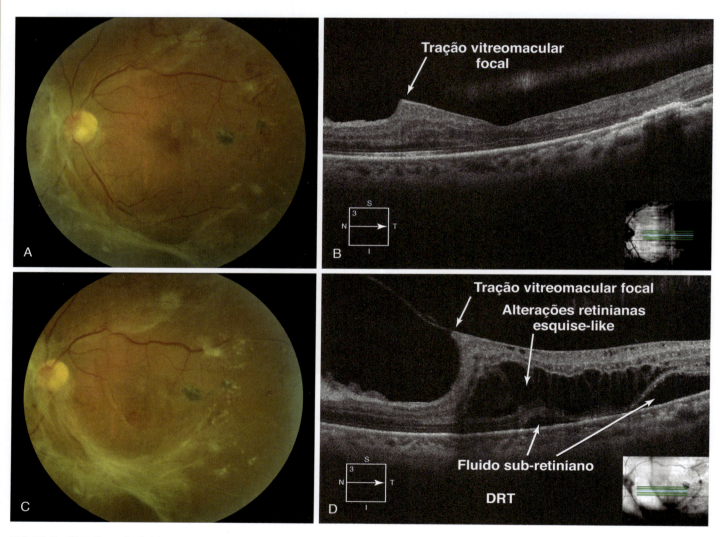

**FIG. 3A-D.** (**A**) Retinopatia diabética proliferativa com fibrose pré-retiniana na ausência de descolamento de retina. (**B**) Há uma área focal de tração vitreomacular, mas sem descolamento. (**C**) Posteriormente, a proliferação fibrovascular pré-retiniana progrediu até causar um DRT envolvendo a mácula periférica. (**D**) OCT revela a separação tracional das camadas da retina e o fluido sub-retiniano, que define a presença de descolamento da retina.

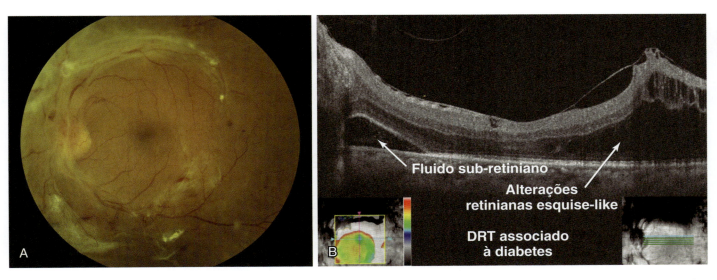

**FIG. 4A e B.** (**A**) Descolamento de retina tracional por diabetes com configuração inicial de "boca-de-lobo". (**B**) A OCT estrutural mostra a presença de fluido sub-retiniano nasal na fóvea e alterações retinianas esquise-*like* (*com espessamento tracional da retina*), temporais à fóvea. O mapa de espessura OCT é útil para ilustrar melhor a natureza tridimensional do efeito tracional exercido de maneira circunferencial nas bordas da mácula.

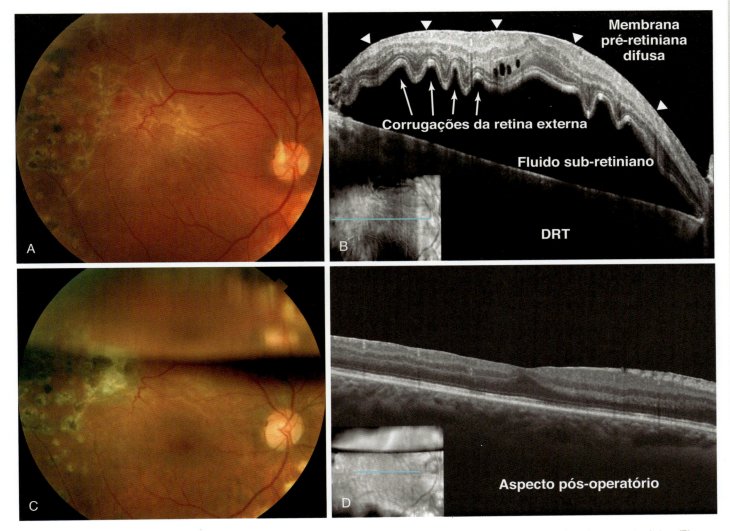

**FIG. 5A-D.** (**A**) Descolamento de retina tracional secundário à PVR em pós-operatório malsucedido de descolamento de retina regmatogênico. (**B**) Há uma membrana pré-retiniana espessa e difusa ao longo da superfície da mácula (*pontas de seta*), dando à superfície macular uma aparência suave. Além disso, há fluido sub-retiniano subjacente significativo e corrugações na superfície externa da retina (*setas*). (**C**) Após o reparo cirúrgico, as membranas pré-retinianas foram removidas e a mácula é colada. Uma bolha de gás intravítrea residual é visível superiormente. (**D**) OCT mostra resolução completa da membrana pré-retiniana com um contorno macular liso e nenhum fluido sub-retiniano.

# Descolamento de Retina Regmatogênico

Darin R. Goldman

## 31.2

## Resumo

O descolamento de retina regmatogênico (DRR) resulta do acúmulo de líquido sub-retiniano sob a retina após uma ruptura da retina. O descolamento impede a nutrição da retina, com danos resultantes aos fotorreceptores ao longo do tempo. Se a mácula central estiver envolvida, ocorre perda de visão, com melhora em um grau variável após a cirurgia bem-sucedida. Essa recuperação da visão é de difícil previsão e está associada à acuidade visual inicial. No entanto, a OCT pode fornecer informações sobre como prever e monitorar a recuperação visual com base em alterações anatômicas identificáveis. Embora essas alterações anatômicas não sejam bem compreendidas, acredita-se que as mudanças qualitativas e quantitativas na microestrutura dos fotorreceptores sejam as principais responsáveis. Vários estudos tentaram esclarecer essas suspeitas usando "*end points*" baseados na OCT. Os achados da OCT mostraram correlacionar-se com a acuidade visual final após os descolamentos de retina que envolvem mácula, incluindo o desgaste da camada nuclear externa e as irregularidades da zona elipsoide (Sridhar & Flynn, 2014). Além disso, o espessamento dos fotorreceptores pode se correlacionar com a recuperação visual após a cirurgia retiniana com um desgaste inicial seguido de normalização, que coincide com a recuperação visual (Terauchi et al., 2015). Outro parâmetro útil mensurável na OCT é a densidade óptica do líquido sub-retiniano, que aumenta com a duração do descolamento e se correlaciona com a acuidade visual pós-operatória (Leshno et al., 2015).

## Principais Achados na OCT

- O líquido sub-retiniano está presente e evidenciado por um espaço hiporrefletivo homogêneo sob a retina neurossensorial, que aumenta em altura da região nasal para a temporal (Figs. 1–8).
- O EPR subjacente permanece colado com um contorno suave, que pode ser visualizado em DRRs planos.
- Em DRRs agudos estão presentes corrugações da retina e edema macular cistoide (Fig. 1).
- Nos DRRs crônicos são vistas alterações retinianas atróficas e uma configuração relativamente plana (Figs. 6 e 8).
- Alterações microestruturais dentro das camadas de fotorreceptores correlacionam-se com a acuidade visual final.
- A densidade óptica do líquido sub-retiniano aumenta com a duração do descolamento.
- Os estudos de OCT mais úteis para determinar se o fluido sub-retiniano envolve a fóvea são mapas de espessura e B-*scans* orientados verticalmente.

### REFERÊNCIAS

Leshno A, Barak A, Loewenstein A, et al. Optical density of subretinal fluid in retinal detachment. *Invest Ophthalmol Vis Sci*. 2015;56(9):5432-5438.

Sridhar J, Flynn Jr HW. Spectral-domain optical coherence tomography imaging of macula-off rhegmatogenous retinal detachment. *Clin Ophthalmol*. 2014;8:561-566.

Terauchi G, Shinoda K, Matsumoto CS, et al. Recovery of photoreceptor inner and outer segment layer thickness after reattachment of rhegmatogenous retinal detachment. *Br J Ophthalmol*. 2015;99(10):1323-1327.

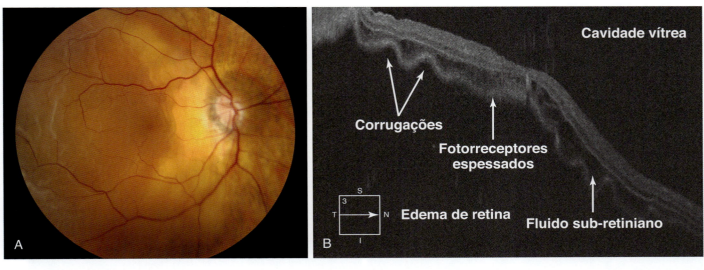

**FIG. 1A e B.** (**A**) Retinografia colorida de um DRR mácula-*off* 2 semanas após o início dos sintomas. (**B**) OCT mostra corrugações da superfície retiniana subjacente, edema difuso da retina e espessamento dos fotorreceptores.

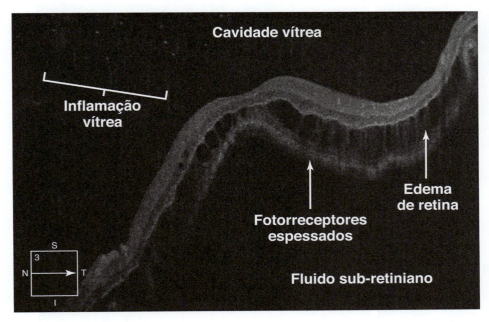

**FIG. 2.** OCT em DRR mácula-*off* apresentando edema de retina, espessamento dos fotorreceptores e a inflamação vítrea, o que sugere uma maior duração do descolamento.

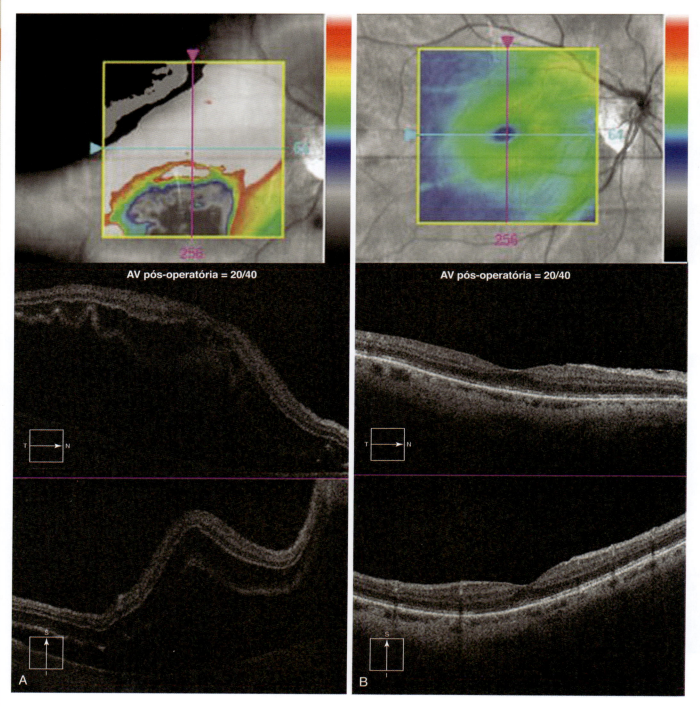

FIG. 3A e B. (A) OCT pré-operatório de DRR mácula-*off* com acuidade visual de 20/400. (B) OCT pós-operatório 1 mês após a vitrectomia. A acuidade visual melhorou para 20/40. Note a resolução do líquido sub-retiniano, edema retiniano e corrugações da retina, com a restauração de um contorno macular razoavelmente normal. A espessura da retina, em geral, resultante da integridade dos fotorreceptores, permanece normal.

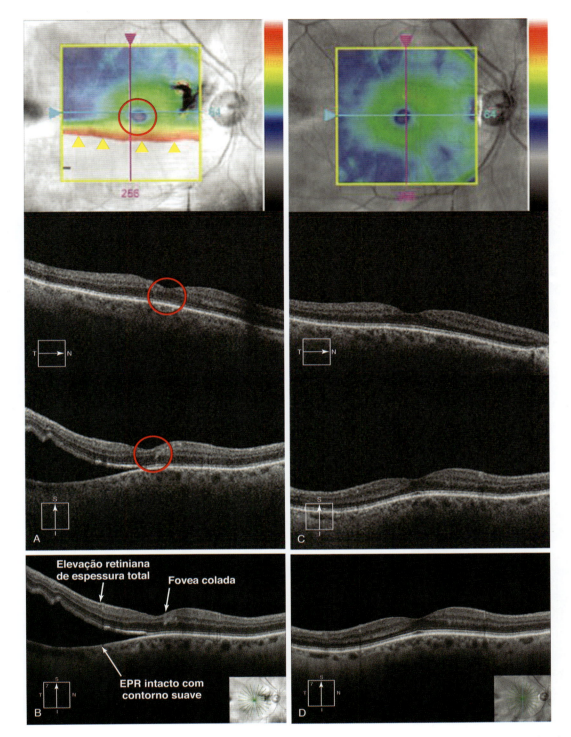

**FIG. 4A-D.** DRR mácula-*off* com preservação da fóvea. (**A**) Mapa de espessura (*em cima*) ilustra a borda da retina descolada (*setas amarelas*), localizada abaixo da fóvea. A fóvea permanece colada (*círculos*). (**B**) A imagem B verticalmente orientada ilustra melhor a extensão do fluido sub-retiniano e é útil para avaliar o estado da fóvea. (**C** e **D**) Aos 6 meses após a reinserção cirúrgica, a mácula recuperou uma aparência normal e a fóvea está completamente colada.

**FIG. 5A e B.** DRR secundário à rotura retiniana gigante. (**A**) A retinografia colorida ilustra a retina colada e descolada. (**B**) OCT correspondente na margem entre a retina colada e a descolada.

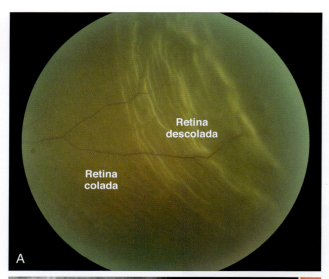
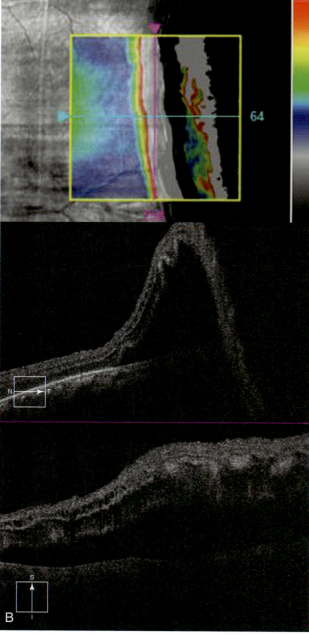

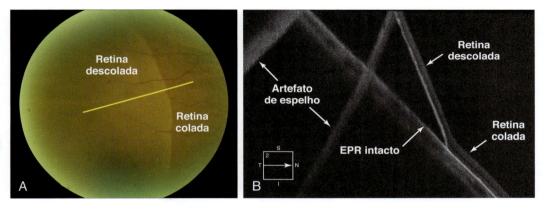

**FIG. 6A e B.** DRR crônico. (**A**) A retinografia colorida ilustra a ausência de corrugações da retina. (**B**) OCT correspondente (*linha indicada na retinografia colorida*) mostra áreas distintas de retina colada e descolada. A retina descolada é plana e atenuada. Observe os artefatos de espelho duplo com imagens invertidas.

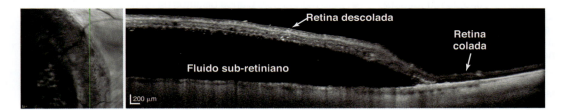

**FIG. 7.** OCT da zona de transição entre a retina colada e a descolada. *(Cortesia de Netan Choudhry, MD.)*

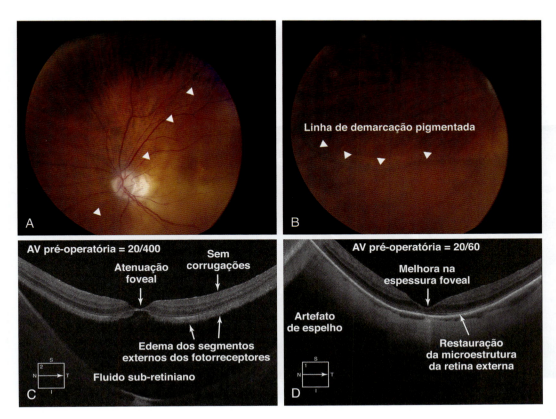

**FIG. 8A-D.** DRR crônico com acuidade visual de 20/400. (**A**) A retinografia colorida centrada no nervo óptico mostra um fluido sub-retiniano na mácula (*dentro das pontas de seta*). (**B**) A retinografia colorida da periferia inferonasal revela uma linha de demarcação pigmentada, indicativa de cronicidade. (**C**) A OCT pré-operatória através da fóvea mostra atenuação da depressão foveal com fluido sub-retiniano significativo. (**D**) Três meses após a cirurgia de retina, houve aumento da espessura foveal e restauração das bandas retinianas externas. A acuidade visual retornou para 20/60. Observe a presença de um estafiloma miópico.

# Retinosquise

## 31.3

Darin R. Goldman

## Resumo

A retinosquise senil é definida como uma separação das camadas da retina. Embora a esquise seja mais comumente localizada na retina periférica superotemporal, ela pode ocorrer em qualquer meridiano e, em sua maioria, é bilateral. A esquise é geralmente restrita à retina periférica, mas pode se comunicar posteriormente e envolver a mácula. A retina envolvida aparece levemente elevada, o que pode ser difícil de distinguir dos descolamentos de retina regmatogênicos. Essa distinção é fundamental para evitar intervenções cirúrgicas desnecessárias no caso de retinosquise e orientar o tratamento adequado no caso de descolamento de retina. Alguns recursos clínicos e diagnósticos, como o teste de campo visual ou a demarcação a laser, podem ajudar a esclarecer o diagnóstico, embora esses métodos não sejam definitivos. A OCT fornece um método inequívoco de distinguir a retinosquise do descolamento de retina (Figs. 1-7). Múltiplas áreas separadas da retina devem ser visualizadas para aumentar a probabilidade de identificar qualquer descolamento associado que possa ser negligenciado por imagens em apenas um local. Devido à localização periférica típica da retinosquise, a imagem da OCT pode ser de difícil realização e, portanto, pode ser subutilizada. É útil a orientação do plano de imagem da OCT perpendicular à área elevada, incluindo a transição da retina de plana para elevado.

## Principais Achados na OCT

- A OCT fornece um método definitivo para diferenciar as elevações da retina resultantes da retinosquise ou descolamento de retina (Figs. 1-7).
- A esquise é definida por uma separação dentro da retina que ocorre entre as camadas interna e externa da retina, sempre deixando camadas retinianas externas (CREs) sobrepostas ao EPR. Isso é o oposto do descolamento de retina, no qual o plano de separação é entre o EPR e a retina neurossensorial.
- Pelo menos dois planos distintos da retina dividida são visíveis com elementos intermediários de conexão intermediários esticados, considerados como células de Müller.
- A separação da retina progride de posterior para anterior.

### BIBLIOGRAFIA

Choudhry N, Golding J, Manry MW, et al. Ultra-widefield steering-based spectral domain optical coherence tomography imaging of the retinal periphery. *Ophthalmology*. 2016;123(6):1368-1374.

Stehouwer M, Tan SH, van Leeuwen TG, et al. Senile retinoschisis versus retinal detachment, the additional value of peripheral retinal OCT scans (SLSCAN-1. Topcon). *Acta Ophthalmol*. 2014;92(3):221-227.

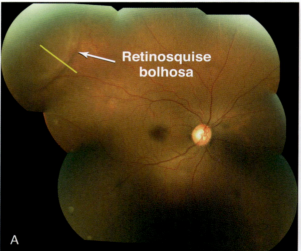
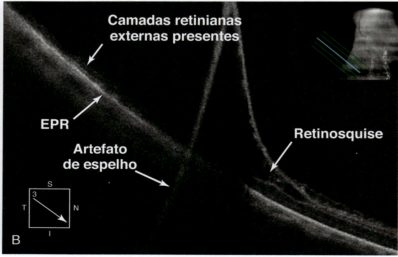

**FIG. 1A e B.** (**A**) Retinografia colorida de retinosquise bolhosa localizada na periferia retiniana superotemporal. (**B**) OCT obtida no o plano de varredura ortogonal à retina elevada, enquanto ainda inclui uma porção de retina plana (*ver linha amarela*, Fig. 1A). Note que na área onde a retina é mais elevada, as CREs (camadas retinianas externas) estão presentes sobre o EPR, o que define a esquise pela OCT.

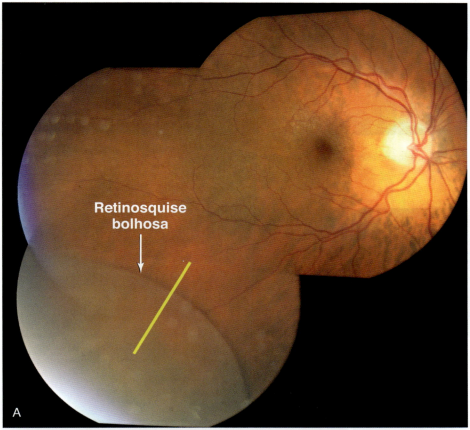

**FIG. 2A e B.** (**A**) Retinografia colorida de retinosquise bolhosa localizada na periferia retiniana inferotemporal. (**B**) OCT foi obtida com o plano de varredura ortogonal à retina elevada, incluindo ainda uma porção de retina plana (*ver linha amarela,* Fig. 2A). As CREs (*camadas retinianas externas*) estão presentes sobre o EPR, o que define a esquise pela OCT.

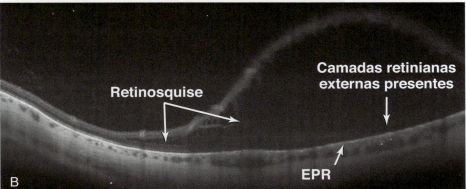

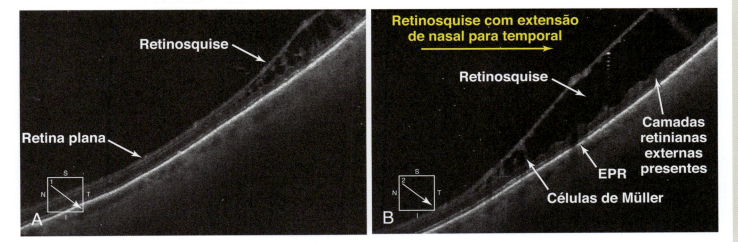

**FIG. 3A e B.** (**A**) Zona de transição entre a retina plana e a retinosquise superficial. (**B**) Note a extensão da retinosquise, que se alarga da esquerda para a direita (nasal a temporal). Supostas células de Müller são visíveis e as camadas retinianas externas estão presentes sobrepostas ao EPR.

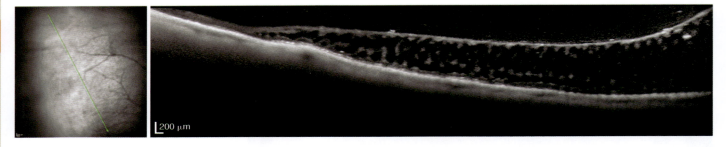

**FIG. 4.** Retinosquise superficial com entrelaçamento de elementos retinais que parecem esticados. *(Cortesia Netan Choudhry, MD.)*

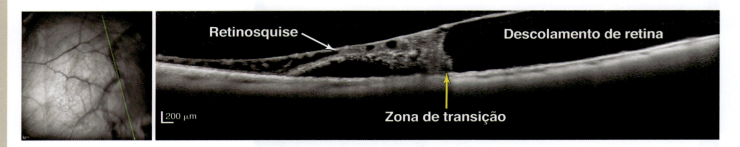

**FIG. 5.** Retinosquise combinada com descolamento de retina. Ambas as áreas são visualizadas distintamente em cada lado da zona de transição (*seta amarela*). *(Cortesia Netan Choudhry, MD.)*

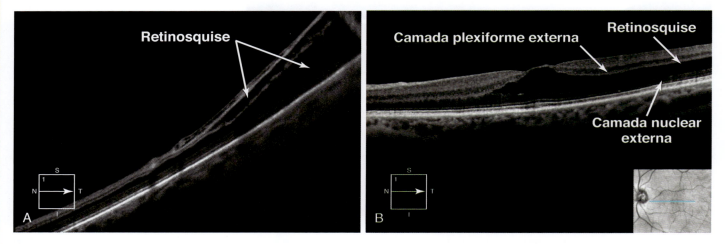

**FIG. 6A e B.** (**A**) A retinosquise periférica inclui múltiplos planos de clivagem. (**B**) A retinosquise periférica se comunica posteriormente, envolvendo a mácula, em que o plano de clivagem é mais fácil de ser determinado entre a camada plexiforme externa e as camadas nucleares externas.

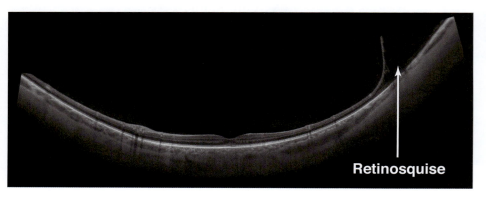

**FIG. 7.** OCT de grande angular da retina de ora para ora. A retinosquise é visível na região temporal. *(Cortesia de Netan Choudhry, MD.)*

# Degeneração em *Lattice* | 31.4
Darin R. Goldman

## Resumo

A degeneração em *lattice* é um achado comum na periferia da retina que está associado a um maior risco de roturas e descolamento de retina. A degeneração em *lattice* é geralmente assintomática e está presente em 5% a 10% da população, com graus variados de intensidade. A presença de degeneração em *lattice* é tipicamente detectada como um achado incidental durante a oftalmoscopia de rotina. A aparência clínica pode variar, mas geralmente inclui manchas ovais finas, bem demarcadas e pigmentadas na retina distribuídas em uma orientação circunferencial. Dentro da área envolvida pode haver vasos escleróticos ou buracos atróficos. Embora geralmente pigmentada, pode aparecer hipopigmentada (Fig. 1). A degeneração em *lattice* sobrejacente do vítreo é liquefeita e, nas bordas *lattice*, há firme aderência vitreorretiniana. A interface vitreorretiniana não foi bem estudada usando OCT, embora a OCT ofereça uma oportunidade única para avaliar essa entidade *in vivo*. A dificuldade na obtenção de imagens de degeneração em *lattice* com a OCT ocorre devido à sua localização periférica.

Essa limitação pode ser superada com um fotógrafo experiente e um paciente cooperativo. No futuro, as modalidades de imagem da OCT podem incluir modificações que auxiliem na obtenção de imagens periféricas, o que tornaria seu uso mais prático para a degeneração em *lattice*.

## Principais Achados na OCT

- A degeneração em *lattice* é caracterizada por forte aderência vitreorretiniana nas bordas com vítreo claro sobrejacente à lesão.
- A retina envolvida tipicamente demonstra afinamento generalizado (Figs. 2–7).
- O descolamento de retina subclínico é muito comum, uma característica mais bem avaliada na OCT (Figs. 4–7).
- É comum uma inserção/tração vítrea sobre a superfície em forma de U (em seção transversal) (Fig. 4).

### BIBLIOGRAFIA
Manjunath V, Taha M, Fujimoto JG, et al. Posterior lattice degeneration characterized by spectral domain optical coherence tomography. *Retina*. 2011;31(3):492-496.

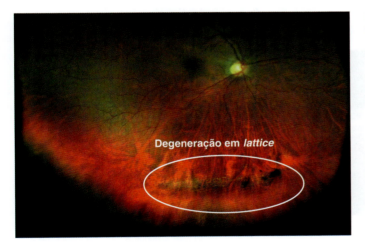

**FIG. 1**. Imagem de grande angular ilustrando a aparência característica da degeneração em *lattice*. *(Cortesia de Netan Choudhry, MD.)*

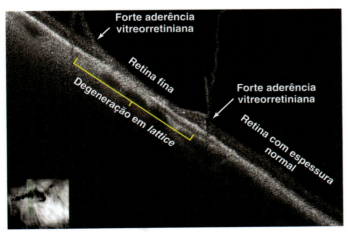

**FIG. 2**. OCT orientada perpendicularmente ao eixo curto da degeneração em *lattice*. A retina envolvida é fina, com firme aderência vitreorretiniana em ambas as bordas da degeneração em *lattice*.

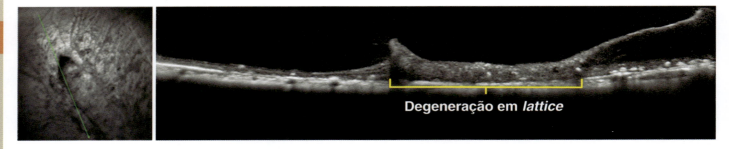

**FIG. 3.** Neste exemplo de degeneração em *lattice*, existe uma ampla tração vitreorretiniana sobre a região envolvida, criando um aspecto de espessamento retiniano localizado. *(Cortesia de Netan Choudhry, MD.)*

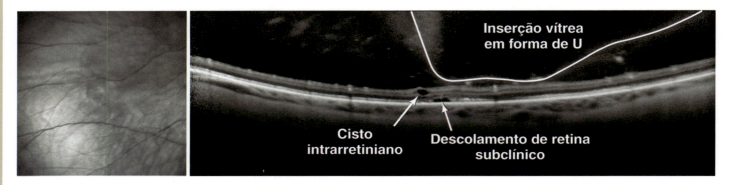

**FIG. 4.** A área de imagem é apenas na borda de uma pequena área de degeneração em *lattice*, que destaca a aparência anormal do vítreo sobrejacente. O vítreo é espessado, aparecendo como uma banda hiper-refletiva ampla em forma de U (*linha branca*). Características secundárias, incluindo um pequeno descolamento de retina subclínico e um cisto intrarretiniano também são visíveis. *(Cortesia de Netan Choudhry, MD.)*

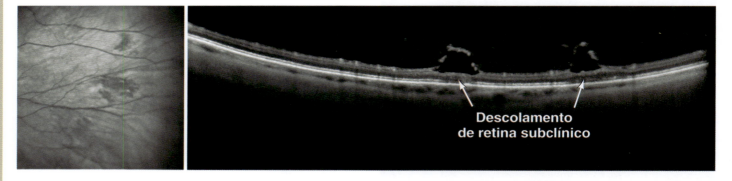

**FIG. 5.** Duas pequenas áreas de degeneração em *lattice* são mostradas com aparência atípica da OCT. A tração vitreorretiniana focal sobrejacente a cada área criou um efeito semelhante à equise. A divisão e a elevação das camadas internas da retina são vistas na direção da cavidade vítrea. *(Cortesia de Netan Choudhry, MD.)*

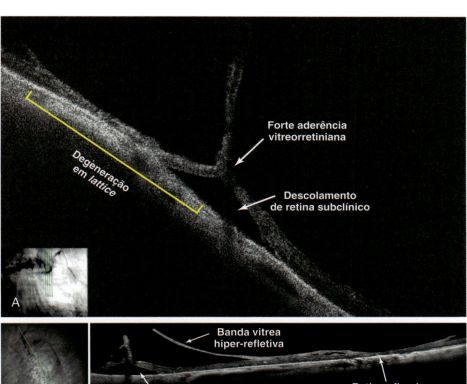

**FIG. 6A-C.** (**A**) Na borda desta área de degeneração em *lattice*, há uma forte aderência vitreorretiniana causando um descolamento de retina subclínico (não visível ao exame clínico). (**B**) São ilustradas muitas das características da degeneração em *lattice* visíveis na OCT. (**C**) A ruptura da retina está presente na borda da tração vitreorretiniana, associada a uma pequena coleção de fluido sub-retiniano subclínica. *(Fig. 6B cortesia de Netan Choudhry, MD.)*

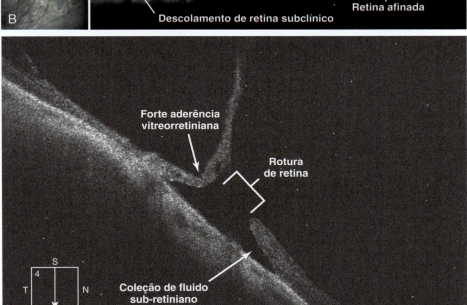

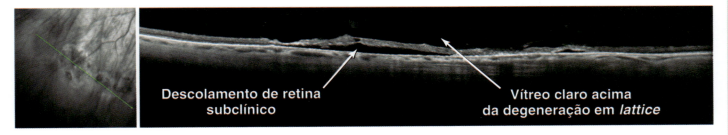

**FIG. 7.** Um descolamento de retina subclínico é mostrado, associado à degeneração em *lattice* típica. O vítreo imediatamente sobrejacente à degeneração em *lattice* é opticamente vazio e completamente hiporrefletivo em comparação com o vítreo ao redor, o qual exibe algum grau de refletividade granular. *(Cortesia de Netan Choudhry, MD.)*

# Persistência de Fibras de Mielina

Darin R. Goldman

## 31.5

## Resumo

A persistência de fibras de mielina (PFM) é uma entidade clínica benigna que resulta de uma anomalia do desenvolvimento embriológico, em que áreas focais da camada de fibras nervosas da retina não perdem sua bainha de mielina. Clinicamente, a PFM aparece como manchas brancas na superfície interna da retina. Essa aparência pode imitar condições retinianas patológicas agudas, como edema retiniano associado a oclusões arteriais, necrose aguda da retina ou vasculite retiniana. Dada a natureza benigna da PFM, a distinção é crucial. A OCT exibe características que são úteis para confirmar o diagnóstico de PFM (Figs. 1–3). Essas características incluem uma banda homogênea e altamente refletiva na área afetada da retina (diferente da camada retiniana mais superficial). Áreas de PFM variam em espessura, mas são mais espessas em direção ao seu centro. A hiper-refletividade intensa associada resulta em sombreamento subjacente. Esse sombreamento causa uma perda da distinção com as camadas externas da retina, cujo grau correlaciona-se com a espessura da PFM. Os vasos sanguíneos dentro da área de PFM são destacados pelo contraste na refletividade entre a PFM adjacente e o lúmen do vaso relativamente hiporrefletivo. Em distinção a outras entidades patológicas de aparência semelhante, não há edema macular cistoide associado, atrofia retiniana, inflamação vítrea subjacente ou alterações dinâmicas ao longo do tempo.

## Principais Achados na OCT

- A PFM exibe achados específicos na OCT, incluindo hiper-refletividade extrema da camada retiniana superficial envolvida com sombreamento subjacente que se correlaciona com a espessura da PFM.
- Não há qualquer afinamento retiniano associado ou inflamação vítrea subjacente.
- A aparência da OCT permanece estável ao longo do tempo.

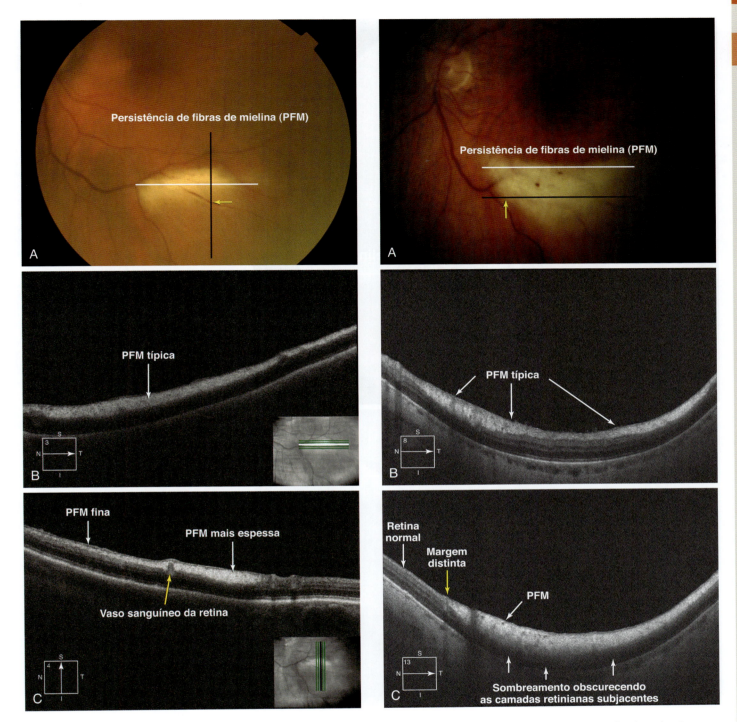

**FIG. 1A-C.** (**A**) Retinografia colorida de PFM típica. Há obscurecimento dos vasos sanguíneos da retina. (**B**) A OCT horizontal ilustra a hiper-refletividade difusa característica da PFM na região da superfície retiniana interna. As camadas retinianas subjacentes não são discerníveis por causa do sombreamento. (**C**) O plano vertical de imagem da OCT transecta regiões mais finas e mais espessas da PFM. Na área mais fina, as camadas retinianas subjacentes são discerníveis, enquanto na área mais espessa, as camadas retinianas subjacentes são obscurecidas pelo sombreamento. Observe o vaso sanguíneo, que é altamente visível dentro da PFM devido à refletividade contrastante da PFM e do lúmen do vaso (*seta amarela* em A e C).

**FIG. 2A-C.** (**A**) Retinografia colorida da PFM localizada na borda inferior da mácula. (**B**) Imagem da OCT orientada horizontalmente em direção à borda superior da PFM (plano corresponde à *linha branca* em A), que captura áreas finas e espessas da PFM com diferentes graus de sombreamento subjacente, o qual se correlaciona com a espessura da PFM. Há hiper-refletividade difusa da PFM. (**C**) OCT orientada horizontalmente dentro da seção média do PFM (plano corresponde à *linha preta* em A). Devido à espessura da PFM nesta região, a retina subjacente é obscurecida por sombreamento significativo. Observe a distinção de margem entre a retina normal e a PFM (*seta amarela* em A e C).

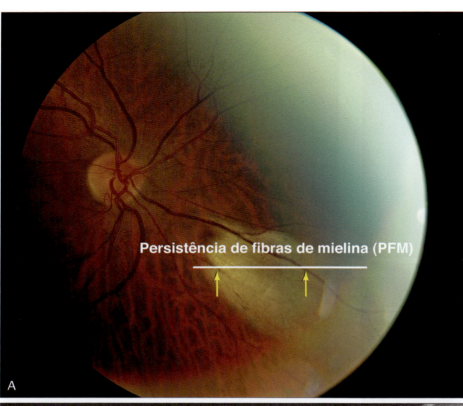
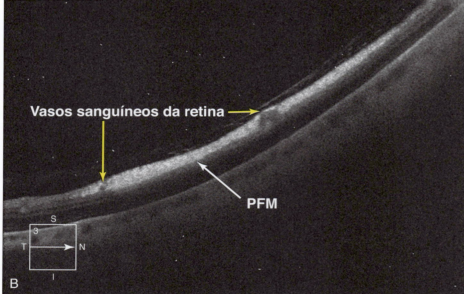

**FIG. 3A e B.** (**A**) Retinografia colorida de PFM localizada na região inferonasal. (**B**) OCT através de PFM e dois vasos sanguíneos da retina intercalados.

# Índice remissivo

Os números de página seguidos de "f" indicam figuras.

## A

Aderência vitreo-macular, 40, 40f-41f
Aderência vitreo-macular, 40, 40f-41f
Aderência vitreo-retiniana, na degeneração em *lattice*, 183, 183f, 185f
Afinamento retiniano
　na camada de fibras nervosas, 186
　na síndrome da necrose aguda da retina, 132
Age-Related Eye Disease Study (AREDS) escala, 16
Albinismo
　ocular, 80
　oculocutâneo, 80, 80f-81f
Albinismo ocular, 80
Albinismo óculo-cutãno, 80, 80f-81f
Alongamento axial, 66
Alterações do epitélio pigmentado da retina, no hemangioma de coroide solitário, 136
Amaurose fugaz, 96
Angiografia
　com indocianina verde, na síndrome dos múltiplos pontos brancos evanescentes, 107
　fluoresceinica, na síndrome dos múltiplos pontos brancos evanescentes, 107, 108f
Angiografia fluoresceínica, 22f
　na coriorretinopatia serosa central, 55
　na esclerite posterior, 128f
　na neovascularização de coroide do tipo 1, 30
　na OACR, 98
　na ORACR, 96, 97f
　na OVCR, 92
　na síndrome dos múltiplos pontos brancos evanescentes, 107
Anormalidade microvasculares intra-retinianas, na RDNP, 86
Anti- fator de crescimento vascular endotelial (anti-VEGF)
　para coroidite multifocal e panuveíte e coroidopatia puntata interna, 111
　para membrana neovascular coroidiana miópica, 59
　para oclusão da veia central da retina, 92
Antígeno leucocitário humano (HLA)-A29, associado com retinocoroidopatia de birdshot, 100
Artefato de desalinhamento, 10, 10f
Artefato de espelhamento, 10, 10f
Artefato de movimento, 10, 11f
Artefatos
　desalinhamento, 10, 10f
　erro fora do intervalo, 12, 12f
　espelho, 10, 10f
　falha de *software*, 10, 11f
　movimento, 10, 11f
　no OCT angiography, 10-13
　piscar, 10, 11f
　por bloqueio, 13, 13f
　vinhetagem, 10, 10f
Artefatos de linha branca, 13, 14f
Artefatos de projeção, 13, 14f
Artefatos de sombreamento, 13, 15f
A-scans, multiplos, 4
Atrofia geográfica, 24
Atrofia geográfica, 24
Autofluorescência de fundo, 134

## B

BMET excêntrico, supero-temporal à fovea, 49f
BMET *veja* Buraco macular de espessura total
BMET pequeno, 47f
B-scan *veja* scans lineares
Buraco macular
　aparência clínica, 50
　características, 50, 51f
　causas, 50
　de espessura total, 47, 47f-49f
　lamelar, 50, 51f
　na retina, 51f
Buraco macular de espessura total (BMET), 47
　abortado, no buraco macular lamellar, 50
　anormalidade vitreo-macular, 49f
　extrafoveal, superotemporal à fovea, 49f
　grande
　　com TVM, 48f
　　sem TVM, 48f
　médio, sem TVM, 48f
　pequeno, 49f
　sem TVM, 47f
Buraco macular lamelar, 50, 51f
　aparência característica, 50
　características, 50, 51f
　causas, 50
　na retina, 51f
Bursa pre-macular, 9, 9f

## C

Camada de fibras nervosas, 186
　afinamento retiniano, 186
　Hiper-refletividade extrema, 186, 187f
　ínfero-nasal, 188f
　vasos sanguíneos retinianos, 187f-188f
Camada de fibras nervosas (CFN), 1
　espessura, 1, 2f
Camada de fibras nervosas *veja* Camada de fibras nervosas da retina
camadas de Haller/Sattler, 8f
Camadas externas dos fotorreceptores, 58f

*Candida albicans*, 129
células de Müller, 62, 63f
Cicatriz disciforme, 36, 36f
Cicatriz disciforme, 36, 36f
Cirrus HD-OCT, 1
Cisto intra-retiniano, na degeneração em *lattice*, 184f
Clássica, neovascularização de coroide, 32
Complexo de células ganglionares (CCG), 1, 3f
Configuração "em boca de lobo", no descolamento de retina tracional, 171f, 173f
Coriocapilares
　imagens do OCT *en face* estrutural, 8f
　infiltração, nas metástases de coroide, 141f
Corioretinite
　*Candida*, 129, 129f-131f
　placoide posterior sifilítica aguda, 121, 122f-123f
　toxoplasmose, 119, 119f-120f
　tuberculose, 124, 126f
Coriorretinite por *Candida*, 129, 129f-131f
Coriorretinite endógena fúngica, 129
Coriorretinite fúngica, 129
Coriorretinite placoide posterior sifilítica aguda, 121, 122f-123f
Coriorretinite por toxoplasmose, 119, 119f-120f
Coriorretinopatia serosa, central, 7
Coriorretinopatia serosa central, 7, 55, 58f
　achados, 55
　aguda, 56f
　associada a descolamento de epitélio pigmentado da retina, 57f
　características, 55
　com descolamento de epitélio pigmentado da retina, 28
　com neovascularização de coroide secundaria, 58f
　inativa com espessamento da coroide e dos vasos coroidais, 57f
　neovascularização de coroide do tipo 1, 30
Coriorretinopatia serosa central aguda, 56f
Coroide, normal, 7
Coroidite
　multifocal, 111, 111f-113f
　na syndrome da necrose aguda de retina, 132
　serpiginosa, 109, 110f
Coroidite multifocal e pan-uveíte (CMP), 111, 111f-113f
Coroidite serpiginosa, 109, 110f
Coroidopatia, puntata interna, 111, 111f-113f
Coroidopatia puntata interna (PIC), 111, 111f-113f
Crônico, descolamento de retina regmatogênico, 174, 179f

C-scan, 85f
CSC inativa, com espessamento da coroide e grandes vasos da coroide, 57f

## D

defeitos Quilting, artefatos, 13, 14f
Degeneração em *lattice*, 183
   cisto intra-retiniano, 184f
   descolamento de retina subclínico, 183, 184f-185f
   hiporefletivo, 183, 185f
   na aderência vitreo-retiniana, 183, 183f, 185f
   na tração vitreo-retiniana, 183, 184f
Degeneração macular relacionada à idade (DMRI), 16
   atrofia geográfica relacionada a, 25f
   descolamento isolado do epitélio pigmentado e, 28
   exsudativa, neovascularização de coroide do tipo 2, 32
   vasculopatia polipoidal da coroide, 38, 38f-39f
Degeneração macular, relacionada a idade *veja* degeneração macular relacionada a idade
Degeneração retiniana cística, no hemangioma solitário de coróide, 136
Depósitos drusenoides sub-retinianos (DDSs), 16
Descolamento de retina
   no hamartoma combinado da retina e EPR, 139
   regmatogênico, 174
     agudo, 174
     alterações micro-estruturais, 174
     com acometimento macular, 177f
     crônico, 174, 179f
     epitélio pigmentado da retina, 174
     fluido sub-retiniano, 174
     macula-off, 175f-176f
     secundário a rotura gigante, 178f
     zona de transição, 179f
   retinosquise, 180f-182f
   Seroso, doença de Vogt-Koyanagi-Harada, 114
   sub-clínico, na degeneração em *lattice*, 183, 184f-185f
   tracional, 170
     fluido sub-retiniano, 170, 172f
     na retinopatia diabética proliferativa, 170, 171f-173f
     secundário à vitreo-retinopatia proliferativa, 170, 173f
     tipo e localização, 170
Descolamento de retina regmatogênico, 174
Descolamento de retina regmatogênico, 174
Descolamento de retina regmatogênico macula-off, 175f-176f
descolamento de retina seroso, na síndrome da necrosa aguda da retina, 132
Descolamento de retina tracional, 170
   fluido sub-retiniano, 170, 172f
   na retinopatia diabética proliferatica, 170, 171f-173f
   secundário à vitreo-retinopatia proliferatica, 170, 173f
   tipo e localização, 170

Descolamento de vitreo, posterior, estágios, 159, 159f-161f
Descolamento do epitélio pigmentado da retina isolado, 28
   características na OCT, 28, 28f-29f
   scan macular, 29f
Descolamento do epitélio pigmentado da retina, na coriorretinopatia serosa central, 57f
Descolamento do vitreo posterior, estágios, 159, 159f-161f
Descolamento drusenoide do epitélio pigmentado (PED), 16, 20f-21f
Desorganização dos fotorreceptores, no melanoma de coroide, 135f
Desorganização retiniana de espessura total, no hamartoma combinado da retina e EPR, 139
Diabetes, hemorragia vitrea, 164f
Distrofia coroidiana areolar central, 157, 157f-158f
Distrofia coroidiana areolar central, 157, 157f-158f
Distrofia coroidiana areolar central, 157, 157f-158f
Distrofia de cones, 154, 154f
Distrofia retiniana em favo de mel de Doyne, 155, 155f-156f
Distrofia viteliforme, 72, 72f
DMRI *veja* degeneração macular relacionada à idade
dobras de coroide, em esclerite posterior, 127f
doença de Best, 152, 152f-153f
doença de Coats' *veja* telangiectasia macular do tipo 1
Doença de Stargardt, 149, 149f-151f
Doença de Vogt-Koyanagi-Harada, 114, 114f-115f
Dor, na esclerite posterior, 127
Drusas, 16
   achados na tomografia de coerência óptica, 16
   cuticulares em forma de cacho, 23f
   DMRI, 16
   duras, 16, 19f
   moles, 16, 17f-19f
Drusas calcificadas, na atrofia geográfica, 26f-27f
Drusas duras, 16
Drusas familiares dominantes *veja* Malattia leventinese
Drusas moles, 16, 17f-19f
Duplicação de vasos, artefatos, 13, 14f
Dystrofia viteliforme, 72, 72f

## E

Edema macular
   diabético, 84, 84f-85f
   no hemangioma capilar da retina, 137
Edema macular cistoide
   isolado, 76, 77f
   na inflamação do vitreo, 166, 166f, 169f
   no hamartoma combinado da retina e EPR, 139
Edema macular cistoide isolado, 76, 77f
Edema macular diabético, 84, 84f-85f
EDI, Enhanced depth imaging, imagem de profundidade aprimorada, 7, 8f
elevação da coroide, tuberculose, 124

Endoftalmite, na coriorretinite por *Candida*, 130f-131f
Epiteliopatia pigmentar placoide multifocal posterior aguda (EPPMPA), 103, 104f-106f
Epitélio pigmentado da retina (EPR), 5, 5f, 16
   atrofia geográfica, 24, 26f-27f
   epitéliopatia placoide multifocal posterior aguda, 103
   esclerite posterior, 127
   hamartoma simples, 138, 138f
   no descolamento de retina regmatogênico, 174
   perda nas estrias angióides, 78, 78f
EPR *veja* Epitélio pigmentado da retina
Erro fora do intervalo, 12, 12f
Erros de segmentação, artefatos, 13, 15f
Erros, OCT, 10-12
Esclera, 127
Esclerite, posterior, 127, 127f-128f
Esclerite posterior, 127, 127f-128f
Espaço retro-hialoideo, 9, 9f
espessamento de coroide, 7
   na síndrome da necrose aguda da retina, 132
Esquise, 180
   entre as camadas internas e externas retinianas com MER, 53f
esquise macular miópica, 62, 62f-63f
Esquise macular, miópica, 62, 62f-63f
Estafiloma, posterior, 66, 67f
Estafiloma posterior, 66, 67f
Estrias angioides, 78, 78f
Estrias angióides, 78, 78f
Exsudato duro, no hemangioma capilar da retina, 137, 137f
Exsudatos algodonosos, 84f, 86

## F

Falha do *Software*, artefatos, 10, 11f
Fibrose
   na coriorretinite placoide posterior sifilítica aguda, 123f
   no hamartoma combinado da retina e EPR, 139
Fibrose pré-retiniana, com retinopatia diabética proliferativa, 172f
Fibrose sub-retiniana, na coriorretinopatia posterior placoide sifilítica, 123f
*Flecks* pisciformes, 149, 149f
Flecks, pisciforme, 149, 149f
Floaters, 9, 9f
Fluido sub-foveal, com TVM associada, 43f
Fluido sub-retiniano
   na coriorretinopatia posterior placoide sifilítica, 121
   na esclerite posterior, 127
   na necrose aguda de retina, 132
   na tuberculose, 124, 125f
   no descolamento de retina regmatogênico, 174
   no hemangioma capilar da retina, 137, 137f
   no hemangioma de coroide solitário, 136
   no melanoma de coroide, 135, 135f
   no metástase de coroide, 140
   no nevus de coroide, 134

Fluxo negativo falso, artefatos, 13
Fluxo positivo falso, artefatos, 13
Forças na interface vitreo-retiniana, no hamartoma combinado da retina e EPR, 139
Fotocoagulação a laser, no hemangioma solitário da coroide, 136
Fourier-domain modificado, 6
Fovea
   adesão focal acima, com TVM, 45f
   alterações, associada com TVM, 43f
   atrofia geográfica, 25f
   multifocal, 26f
   secundária a degeneração macular relacionada à idade, 25f

## G

Glaucoma, 90, 92
granuloma de coroide, tuberculose, 124, 125f-126f

## H

Hamartoma
   combinado da retina e EPR, 139, 139f
   simples, do epitélio pigmentado da retina (EPR), 138, 138f
Hamartoma combinado, da retina e EPR, 139, 139f
Hamartoma simples, do epitélio pigmentado da retina (EPR), 138, 138f
Heidelberg Spectralis, 1
Hemangioma
   capilar da retina, 137, 137f
   solitário da coroide, 136, 136f
Hemangioma capilar da retina, 137, 137f
Hemangioma capilar retiniano, 137, 137f
Hemangioma de coroide isolado, 136, 136f
Hemangioma solitário da coroide, 136, 136f
Hemeralopia, 154
Hemorragia
   sub-retiniana, 35, 35f
   vitrea, 164, 165f
     diabética, 164f
hemorragias intra-retinianas, na RDNP, 86
hemorragia sub-retiniana, 35, 35f
Hemorragia vitrea, 164, 165f
   diabética, 164f
Hialose asteroide, 162, 162f-163f
Hidroxicloroquina, sulfato, 68
Hidroxicloroquina toxicidade, 68, 69f-71f
Hiperreflectividade densa, no hamartoma simples, do epitélio pigmentado da retina (EPR), 138
Hiperreflectividade difusa, da retina, na síndrome da necrose aguda de retina, 132
Hiper-refletividade, na camada de fibras nervosas, 186, 187f
Hipopigmentação, 24

## I

imagem corioretiniana no OCT, 8f
Imagens do OCT en face estrutural, 8f

Imunosupressão, sistêmica, na coroidite multifocal com panuveíte e coroidopatia puntata interna, 111
Indocianina verde, na síndrome de múltiplos pontos brancos evanescentes, 107
infiltração da coroide, doença de Vogt-Koyanagi-Harada, 114
infiltração da coroide, tuberculose, 124, 125f
Infiltração, dos coriocapilares, na metástase de coroide, 141f
Inflamação vitrea, 166, 167f-168f
   edema macular cistoide, 166, 166f, 169f
   Na síndrome da necrose aguda da retina, 132
   tomografia de coerência óptica, 166, 167f-168f
   uveíte posterior idiopática, 166f
Intensidade do sinal baixa, e coriorretinite por *Candida*, 129

## L

laser, 145, 145f
lesão corioretiniana, na coriorretinite por *Candida*, 129f

## M

Macula
   acometimento do descolamento de retina tracional por diabetes, 172f
   aspecto supero-temporal, 22f
   central, no hamartoma combinado da retina e EPR, 139
   cupuliforme, 64, 65f
   na tração vitreo-macular, 42
Macula em forma de cúpula, 64, 65f
Macula em forma de cúpula, na coriorretinite por *Candida*, 129
Maculopatia
   hidroxycloroquina
     avançada, 70f
     moderada, 71f
     precoce, 69f-70f
maculopatia *bulls-eye*, 68
Maculopatia por laser, 145, 145f
Maculopatia solar, 146, 146f-147f
Malattia leventinese, 155, 155f-156f
"mancha vermelha cereja", 98, 99f
massa coroidiana, densa, em metástases de coroide, 140
Massa transocoroidal, elevada, no melanoma de coroide, 135f
Melanoma de coroide, 135, 135f
Melanoma de coroide, 135, 135f
membrana de Bruch, 16
   neovascularização de coroide, 30
Membrana epirretiniana leve, 52
Membrana epirretiniana (MER), 52, 54f
   aparência da, 53f
   associada com esquise entre as camadas internas e externas da retina, 53f
   associada com pseudo-buraco, 53f
   características, 52
   leve, 52
   macular, 52f
   no buraco macular lamelar, 50

OCT, 52f
   Pós-operatório, 53f
Membrana hialoidea, posterior, 21f
Membrana hialoide posterior, 21f-22f
Membrana limitante externa
   na coriorretinite placoide posterior sifilítica aguda, 121
   na Epiteliopatia pigmentar placoide multifocal posterior aguda, 103
Membrana neovascular coroidiana miópica (NVC), 59, 60f
   Aparência clínica, 61f
   características, 59
   padrão de extravasamento do tipo 2, 61f
MER veja Membrana epirretiniana
metástase coroidal de câncer de mama, 140
Metástase de coroide, 140, 141f
Metástases de coroide, 140, 141f
Múltiplos A-scans, 4
*Mycobacterium tuberculosis*, 124, 125f-126f

## N

Neovascularização de coroide
   do tipo 1, 30
   do tipo 2, 32, 33f
   do tipo 3, 34, 34f
   miópica, 59, 60f
     aparência clínica, 61f
     características, 59
     padrão de extravasamento do tipo 2, 61f
Neovascularização de coroide
   do tipo 1, 30
   do tipo 2, 32, 33f
   do tipo 3, 34, 34f
   miópica, 59, 60f
     aparência clínica, 61f
     características, 59
     padrão de extravasamento do tipo 2, 61f
Neovascularização de coroide do tipo 1, 30, 31f
Neovascularização de coroide do tipo 2, 32, 33f
Neovascularização de coroide do tipo 3, 34, 34f
Neovascularização de coroide (NVC), 78, 78f
   descolamento isolado do epitélio pigmentado, 28
Nervo óptico, normal, 1
   mosfologia, 1, 2f
   padrões de scans, 1
   scans de volume, 1
   scans lineares, 1, 3f
nevus de coroide, 134, 134f
Nevus de coroide, 134, 134f
Nictalopia, 148
Nodulos de Dalen-Fuchs, 116, 117f
NVC veja neovascularização de coroide
NVC secundária, Coriorretinopatia serosa central, 58f

## O

OACR veja Oclusão da artéria central da retina
Oclusão arterial da retina
   central, 98, 99f
   de ramo, 96, 97f
Oclusão da artéria central da retina (OACR), 98, 99f
Oclusão da veia central da retina isquêmica, 92

Oclusão da veia central da retina
  não-isquêmica, 92
Oclusão da veia central da retina (OVCR), 92,
  93f-95f
Oclusão do ramo da artéria central da retina
  (ORACR), 96, 97f
Oclusão do ramo da veia central da retina, 90, 91f
Oclusão venosa, central da retina, 92, 93f-95f
Oclusão venosa retiniana
  central, 92, 93f-95f
  de ramo, 90, 91f
OCT de domínio espectral (SD-OCT), 5, 5f, 7,
  9, 9f
OCT de Swept- source, 6, 6f, 9, 9f
OCT veja Tomografia de coerência óptica
OCT Time-domain, 4
Oftalmia simpática, 116, 117f-118f
Oftalmia simpática, 116, 117f-118f
ORVCR veja Oclusão do ramo da veia central
  da retina
OVCR veja Oclusão da veia central da retina

## P

Padrão de extravasamento do tipo 2, na NVC
  miópica, 61f
padrão vascular da coroide, obscurecimento,
  no melanoma de coroide, 135
Padrões de scan, para o nervo óptico, 1
Pan-uveíte, 111, 111f-113f
Pars planite, 77f
Perda de tecido, na necrose aguda de retina,
  132
Perfluorocarbono, sub-retiniano, 82, 83f
Perfluorocarbono sub-retiniano, 82, 83f
Periferia retiniana ínfero-temporal, na
  retinosquise, 181f
Processo auto-imune, esclerite posterior, 127
Processo infeccioso, esclerite posterior, 127
Pseudo-buraco, associado com MER, 53f
Pseudo-drusas reticulares, 16, 17f-18f, 22f
Pseudodrusas reticulares, 17f
Pulmão, metástases de coroide, 140

## R

Radiação de baixa dose, para o hemangioma
  solitário da coroide, 136
Radiação, para metástases de coroide, 140
reflectância por luz azul, drusas, 21f-22f
Retina
  buraco macular lamelar, 51f
  hamartoma combinado da retina e EPR, 139,
    139f
  Hiper-refletividade difusa, na síndrome da
    necrose aguda da retina, 132
Retinite pigmentosa, 148, 148f
retinocoroidopatia de Birdshot, 100, 100f-102f,
  169f
Retinocoroidopatia de, birdshot, 100, 100f-102f,
  169f
Retinopatia
  Diabética
    na coriorretinite por Candida, 129f
    não-proliferativa, 86, 86f-87f
    no edema macular diabético, 84
    proliferativa, 88, 88f-89f, 170, 171f-173f

diabética não-proliferativa, 86, 86f-87f
retinopatia ectática miópica, 62
Valsalva, 142, 143f-144f
Retinopatia de Valsalva, 142, 143f-144f
Retinopatia diabética
  Na coriorretinite por Candida, 129f
  não-proliferativa, 86, 86f-87f
  no edema macular diabético, 84
  proliferativa, 88, 88f-89f, 170, 171f-173f
Retinopatia diabética não-proliferatica (RDNP),
  86, 86f-87f
Retinopatia diabética proliferatica, 88, 88f-89f
  descolamento de retina tracional, 170,
    171f-173f
retinopatia ectática miópica, 62
Retinosquise, 180, 180f-182f
  periférica, 182f
  plana, 182f
Retinosquise, 180, 182f
  descolamento de retina, 180f-182f
  juvenil ligada ao X, 79, 79f
  na periferia retiniana temporal-inferior, 181f
  na periferia retiniana temporal-superior, 180f
  na zona de transição, 181f
  periférica, 182f
  plana, 182f
Retinosquise juvenil ligada ao X (RJLX), 79, 79f
Retinosquise periférica, 182f
Retinosquise plana, 182f
RJLX veja Retinosquise juvenil ligada ao X
Rotura do epitélio pigmentado da retina,
  37, 37f
Rotura do epitélio pigmentado da retina, 37, 37f
Rotura do epitélio pigmentado da retina, 37, 37f
Rotura retiniana gigante, descolamento de
  retina regmatogênico, 178f

## S

Scan em cubo, macular, 26f
Scans de volume, para o nervo óptico, 1
scans lineares, para o nervo óptico, 1, 3f
SD-OCT veja OCT de domínio espectral
Segmentos internos /segmentos externos (IS/
  OS), 24
Separação retiniana, 180
Sífilis, 121
Sinal de hipertransmissão, 24, 25f, 27f
Sinal interno hiper-refletivo, no hemangioma
  solitário de coroide, 136
Síndrome da necrose aguda da retina, 132, 133f
Síndrome da necrose aguda da retina, 132,
  133f
Síndrome da necrose aguda de retina, 132,
  133f
Síndrome de Chediak-Higashi, 80
Síndrome de Hermansky-Pudlak, 80
Síndrome de Vogt-Koyanagi-Harada syndrome,
  103
Síndrome de von Hippel Lindau, 137
solar, 146, 146f-147f

## T

Telangiectasia, macular, 73
  tipo 1, 73, 73f-74f
  tipo 2, 73, 74f-75f

Telangiectasia macular, 73
  do tipo 1, 73, 73f-74f
  do tipo 2, 73, 74f-75f
Telangiectasia macular do tipo 1, 73, 73f-74f
Telangiectasia macular do tipo 2, 73, 74f-75f
Terapia anti-fúngica, em coriorretinite por
  Candida, 129
Terapia fotodinâmica, para hemangioma de
  coroide solitário, 136
tipo 1, 30
tipo 2, 32, 33f
tipo 3, 34, 34f
Tomografia computadorizada, para retinite
  pigmentosa, 148
Tomografia de coerência óptica (OCT), 16
  artefatos e erros, 10-12
  B-scan, 17f-23f
  na inflamação vítrea, 166, 167f-168f
  na maculopatia cupuliforme, 64, 65f
  na retinocoroidopatia de birdshot, 100
  no descolamento do epitélio pigmentado
    isolado, 28, 28f-29f
  protocolos de scan, 7
  spectral domain, 5
  swept-source, 6, 6f
  time-domain, 4
Tomografia de coerência óptica (OCT)
  angiography, 1, 3f
  artefatos, 13
Toxicidade por hidroxicloroquina, 68, 69f-71f
Toxoplasma gondii, 119
Tração vitreo-macular (TVM), 42, 46f
  anormalidade vitreo-macular, 49f
  associada com alterações na fovea, 43f
  características, 42
  com aderência focal, sobre a fovea, 45f
  com BMET grande, 48f
  Com fluido sub-retiniano associado, 43f
  grau, 42
  leve, 42f-43f, 45f
  moderada, 45f
  nos olhos, 44f
  severa, 45f
Tração vitreo-retiniana, na degeneração em
  lattice, 183, 184f
Trauma, mecânico, retinopatia de Valsalva, 142,
  143f-144f
Treponema pallidum, 121
Tuberculose, 124, 125f-126f
Tubulações retinianas externas (ORT), 24
TVM veja Tração vitreo-macular
TVM leve, 42f-43f, 45f
TVM moderada, 45f
TVM severa, 45f

## U

Uveíte
  bilateral, doença de Vogt-Koyanagi-Harada,
    114
  na síndrome da necrose aguda de retina, 132
  posterior idiopática, 166f
Uveíte bilateral, doença de
  Vogt-Koyanagi-Harada, 114
Uveíte posterior
  com coriorretinite, 121
  idiopática, 166f
Uveíte posterior idiopática, 166f

## V

Vasculite retiniana oclusiva, na síndrome da necrose aguda da retina, 132
vasculopatia polipoidal da coroide, 38, 38f-39f
Vasculopatia polipoidal da coroide, 38, 38f-39f
Vasos sanguíneos retinianos, na camada de fibras nervosas, 187f-188f

Vinhetagem, artefatos, 10, 10f
Vitreo, 159
  normal, 9
Vitreo normal, 9
Vitreo posterior cortical, 9
Vitreo-retinopatia proliferativa, descolamento de retina tracional associado, 170, 173f
Vitreo-retinopatia, proliferativa, descolamento de retina tracional secundário, 170, 173f

## X

Zona de transição
  na retinosquise, 181f
  no descolamento de retina regmatogênico, 179f

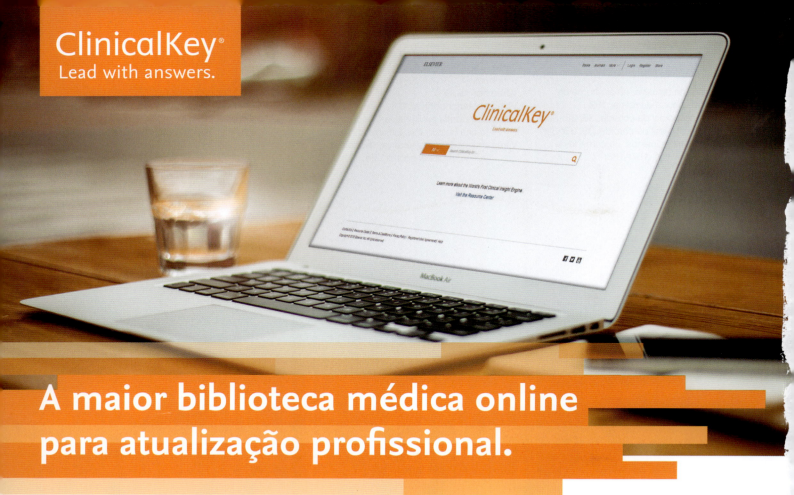

# ClinicalKey
## Lead with answers.

## A maior biblioteca médica online para atualização profissional.

ClinicalKey é a única fonte de busca clínica que oferece a informação mais confiável, atualizada e abrangente, a qualquer hora, e em qualquer lugar.

### A maior base de dados clínica
Mais de 1.000 e-books para download, 600 periódicos, 2.900 monografias sobre drogas, 17.000 vídeos de procedimentos, 2.000.000 de imagens e muito mais.

### Buscas mais rápidas
Design que facilita a navegação e ferramentas que salvam o histórico de buscas, capturam e exportam imagens para uso em aulas e palestras.

### A melhor tomada de decisão
Informações rápidas e precisas baseadas em evidências para o cuidado à beira do leito, Guidelines, MEDLINE indexado por completo, ensaios clínicos e muito mais.

Experimente. Acesse: www.elsevier.com.br/clinicalkey

**Empowering Knowledge**

**ELSEVIER**